BASTEI
LÜBBE

Klaus M. Löpertz

In Form durch Bodybuilding

BASTEI LÜBBE

BASTEI-LÜBBE-TASCHENBUCH
Band 66049

1. Auflage Sept. 1982
2. Auflage Jan. 1984
3. Auflage Okt. 1986

Originalausgabe

Printed in Western Germany 1986
Einbandgestaltung: Roland Winkler
Titelfoto und Abbildungen: René Durand
Gesamtherstellung: Ebner Ulm
ISBN 3-404-66049-8

Für Birgit
In Liebe – aus Eisen

Für die Mitarbeit an diesem Buch möchte ich sehr herzlich folgenden Personen danken:

Peter Beuth, Benno Dahmen, Gert F. Koelbel und Walter Weber für ihren fachlichen Rat.

Dr. Bernd Dörr, Udo Michalzik und Hans Schulz für ihre Beiträge.

Sport & Fitness Vertrieb, Benno Dahmen, für die Bereitstellung der Trainingsgeräte und Hanteln; Puma, Frau Grösser, für die Bereitstellung der Trainingskleidung.

ZUM GELEIT

Dieses Buch will nicht das Hochleistungsbodybuilding verteidigen, sondern eine umfassende Einführung in die Aspekte dieses Sports geben und Ihnen helfen, Ihren Körper wieder in Form zu bringen, bzw. ihn in Form zu halten. Gedacht ist dabei vor allem an den Neuling in diesem Sport.

Eisen macht stark – wenn man es (richtig) anfaßt! Die Betonung dieses Buches liegt erst in zweiter Linie auf dem Begriff »stark«; an erster Stelle möchte ich Ihnen den Begriff »richtig« erläutern.

Die Automatisierung unserer Zeit hat uns nicht nur Vorteile verschafft, sondern uns leider auch viele sog. »Zivilisationskrankheiten« gebracht. Hand aufs Herz: Benutzen Sie die Treppe, wenn Ihnen ein Fahrstuhl zur Verfügung steht? Erledigen Sie kurze Wege zu Fuß oder mit dem Fahrrad? Oder nehmen Sie nicht lieber das Auto? So ist es nicht verwunderlich, daß die Muskulatur sich zurückbildet und erschlafft, daß sie sich – nach einem weiteren »Sitztag« im Büro – einseitig verspannt, daß die Rückenmuskulatur sich verkrampft oder daß Sie bereits bei der kleinsten Anstrengung außer Atem geraten. Auch wenn Sie einen handwerklichen Beruf haben, der Ihren Muskeln eine höhere Leistung abfordert, so ist diese Belastung doch meistens einseitig. Die Folgen sind Muskelverspannungen, Durchblutungs- und Kreislaufstörungen und – nicht zuletzt – Probleme mit der Verdauung.

Der einfachste Weg, diese Probleme zu beheben, ist gezielte Bewegung. Darunter verstehe ich den Hantelsport, denn es gibt wohl kaum eine Sportart, die Ihnen die Möglichkeiten bietet, ALLE Muskeln eines Trainings gezielt zu beanspruchen und bei der Sie so schnell ein persönliches Erfolgserlebnis haben. Natürlich sollten Sie – je nach Zeit und Möglichkeit – andere Sportarten nicht vernachlässigen, sondern eher im Bodybuilding die Möglichkeit sehen, sich für diese Sportarten optimal fit zu machen. Es gibt heute keine Sportart mehr, für die das Hanteltraining nicht die Grundlage einer besseren Leistung darstellt. Denken Sie z. B. an Squash, einen sehr schnellen Sport, für den Sie eine gut trainierte Muskulatur der Beine, Schultern und Arme benötigen.

Daß eine starke Ausbildung der Muskulatur – wie sie zwangsläufig im Hanteltraining erreicht wird – den Sportler langsam und schwerfällig macht, ist ein weit verbreitetes Vorurteil. Ausführliche Untersuchungen der Yale-Universität mit mehreren hundert Studenten haben jedoch genau das Gegenteil bewiesen. Man teilte die Studenten in zwei Gruppen ein und maß ihre Leistungen in verschiedenen leichtathletischen Disziplinen. Dann ließ man eine Gruppe 3 Monate mit Hanteln trainieren, während die andere kein Training dieser Art absolvierte. Anschließend verglich man erneut die Leistungen der beiden Gruppen und kam zu dem Ergebnis, daß die Gruppe, die mit Hanteln trainiert hatte, der anderen in allen Disziplinen überlegen war. Die Studenten dieser Gruppe liefen schneller, sprangen weiter und höher und das Verletzungsrisiko war bei weitem geringer, als bei denen, die nicht mit Hanteln trainiert hatten.

Zusammenfassend läßt sich also sagen, daß gezieltes Hanteltraining sowohl eine ausgezeichnete Möglichkeit ist, seinen Körper in Form zu bringen oder in Form zu halten, als auch eine sehr gute Ausgangsbasis darstellt, um sich für andere Sportarten optimal vorzubereiten und das Verletzungsrisiko zu senken.

I. Allgemeines zum Bodybuilding

Eine kleine Geschichte des Bodybuildings

Schon im 6. Jahrhundert v. Chr. war der Athlet Bybon in der erstaunlichen körperlichen Verfassung, einen 145 Kilo schweren Steinbrocken über den Kopf zu heben und ihn einige Meter weit zu werfen. Da man zu der damaligen Zeit diesen Kraftakt noch nicht fotografieren konnte, ritzte man seine Beschreibung in einen Stein, so daß er der Nachwelt überliefert wurde. Aus dieser Zeit stammt auch der Bericht über den Griechen Milo von Crotona. Er nahm einen 4jährigen Ochsen »auf den Arm« und trug ihn fast 300 Meter weit. Dies mag auf den ersten Blick kaum als besondere Leistung gelten, wenn Sie allerdings bedenken, daß ein solches Tier fast eine Tonne (also 1000 Kilo!) wiegt, erscheint diese Leistung erst im richtigen Licht. Überhaupt spielt die körperliche Ertüchtigung und das Training mit Gewichten bei den Griechen eine große Rolle, wie man z. B. bei Homer nachlesen kann.

Kraftsport ist also keineswegs eine Erfindung der Neuzeit, er wird vielmehr seit mehreren tausend Jahren in fast allen Kulturen betrieben. In Europa erlebte er die große Blüte im 19. Jahrhundert. Große Muskelmänner bereisten den gesamten Kontinent und zeigten ihre Künste auf Volksfesten und Jahrmärkten. Zur damaligen Zeit verfügte man über starre Kurzhanteln aus Eisen, Langhanteln aus Holz, Keulen und sogar schon über Kraftmaschinen, deren Gewicht man verändern konnte. Einer der bekanntesten Vertreter war Eugen Sandow, ein Deutscher, der später nach England auswanderte. Er baute die ersten Sportschulen auf, unterrichtete die englische Armee im Hantelsport und systematisierte die Anleitung zum richtigen Umgang mit der Hantel. Durch seine großartigen Vorstellungen hat er es verstanden, viele junge Leute für den Kraftsport zu begeistern und sie zum systematischen Training anzuregen.

Den großen Durchbruch erlebte der Hantelsport jedoch erst in den fünfziger Jahren unseres Jahrhunderts. Die damaligen Hochburgen waren die USA und Australien. Es dauerte nur wenige Jahre, bis das Bodybuilding auch in Deutschland Fuß faßte und seine Anhänger fand. Die ersten Sportschulen wurden Mitte der fünfziger Jahre in Berlin eröffnet. Es mußten aber noch 20 Jahre vergehen, ehe der Sport Bodybuilding gesellschaftsfähig wurde.

Manchmal stößt man auch heute noch auf Leute, die diesen Sport nur mit Muskelprotzen in Verbindung bringen, die nichts anderes im Sinn haben, als sich vor einem großen Publikum zur Schau zu stellen und ihre Muskeln bewundern zu lassen. Nun, inzwischen gibt es in Deutschland schätzungsweise 500 Sportstudios, in denen man Bodybuilding betreiben kann. Wenn man davon ausgeht, daß in einem Sportstudio ca. 500 männliche und ca. 100 weibliche Mitglieder aktiv diesen Sport betreiben, so kommen wir auf eine Zahl von ca. 300 000 Aktiven. Rechnet man noch die »Dunkelziffer« derjenigen dazu, die zu Hause ihr Training absolvieren oder im Rahmen ihres Sportvereins regelmäßig in den Kraftraum gehen, so wird die Zahl derer, die sich dem Hanteltraining verschrieben haben, zwischen 1 und 1,5 Millionen liegen. Von dieser Million Hantelsportler beteiligen sich maximal 400 an allen Veranstaltungen, seien es Studiomeisterschaften oder Mr. Germany-Wahlen, so daß der Prozentsatz dieser Sportler – gemessen an allen Aktiven – 0,04 % beträgt. Diese 0,04 % betreiben das Bodybuilding als Hochleistungssport, bereiten sich durch sehr hartes Training und strenge Diät auf eine solche Veranstaltung vor und haben somit das Recht, ihre Muskeln vom Publikum bewundern zu lassen.

Denken Sie bitte bei Ihrer Kritik an die Hochleistungssportler, deren Ziel es ist, eine bestimmte Distanz möglichst schnell hinter sich zu bringen oder möglichst hoch oder weit zu springen. Bei diesen Veranstaltungen spenden mehrere zehntausend Menschen im Stadion Beifall, das Fernsehen berichtet und keiner käme auf die Idee zu überlegen, wie sinnvoll es ist, 10 000 Meter 1/100 Sekunde schneller oder langsamer zu durchlaufen.

Bodybuilding und Ausdauer

Entscheidend für die Gesundheit ist ein intaktes Herz-Kreislauf-System. Sicherlich hat es am Anfang des Bodybuildings Sportler gegeben, die nur ihre Muskeln trainierten, aber kein Training des Herz-Kreislauf-Systems einschlossen. Dieses führte dazu, daß sie zwar nach außen hin über einen gutaussehenden Körper verfügten, jedoch kaum in der Lage waren, eine längere Belastung auszuhalten.

Um den Kreislauf zu trainieren, sollten Sie z. B. 3–4mal in der Woche für eine Viertelstunde laufen oder regelmäßig radfahren oder schwimmen. Wenn Sie einige Zeit trainiert haben, können Sie Ihren Kreislauf auch dadurch in Form halten, daß Sie die Pausen zwischen den einzelnen Sätzen des Trainings entsprechend kürzen, d. h. höchstens 15 bis 30 Sekunden pausieren. Wenn Sie nach diesem System trainieren, erreichen Sie spielend die von den Sportmedizinern geforderte Herz-Kreislauf-Belastung über einen Zeitraum von ca. 10 Minuten.

Gehen Sie von der Zahl 180 aus und ziehen Sie Ihr Lebensalter ab. Dieser Wert zeigt Ihnen die richtige Anzahl der Herzschläge pro Minute. Wenn Sie also 30 Jahre alt sind, sollten Sie während jedes Trainings 10 Minuten lang eine Pulsfrequenz von 150 Schlägen/Minute erreichen. Feststellen können Sie dies ganz einfach, indem Sie die Hand aufs Herz legen, sechs Sekunden lang die Herzschläge zählen und diesen Wert dann mit 10 multiplizieren. Sie brauchen nicht zu befürchten, daß Ihnen die hohe Pulsfrequenz schadet, im Gegenteil. Auch das Herz ist ein Muskel, den Sie auf diese Weise hervorragend trainieren. Darüber hinaus wirkt sich das vermehrte Durchpumpen von Blut auch kräftigend auf Ihre Adern aus.

Mehr zum richtigen Herz-Kreislauf-Training finden Sie in dem Buch von Professor Dr. med. W. Hollmann: *Körperliches Training als Prävention von Herz-Kreislauf-Krankheiten.*

Bodybuilding und Alter

Häufig wird die Frage gestellt, wann denn der richtige Zeitpunkt sei, mit dem Hanteltraining zu beginnen. Das Training mit schweren Hanteln sollte erst nach dem Ende der Pubertät begonnen werden, da erst dann der Knochenbau dieser Belastung gewachsen ist. Vor diesem Zeitpunkt sollte das Training mit leichten Gewichten betrieben werden und sich eher als Basistraining für z. B. leichtathletische Disziplinen verstehen. Sicherlich werden in anderen Staaten und z. T. auch in Deutschland schon Kinder im Hochleistungssport gedrillt, jedoch sollten Sie Sport immer als Mittel zum Zweck des körperlichen Wohlfühlens betrachten und entsprechend trainieren.

Eine Grenze nach oben ist viel schwerer festzusetzen; man kann wohl sagen, daß man für die richtige und umsichtige Ertüchtigung des Körpers NIE zu alt ist. Dr. Gernulf Garbe – selbst Bodybuilder und Autor eines Bodybuildingbuches –, der heute als Facharzt für Orthopädie und Sportmedizin in einem Krankenhaus in Hannover arbeitet, hat 1976 als Mitautor einen Film über das Bodybuilding gedreht. Dort stellte er einen 75jährigen Oberstudienrat a. D. vor, der täglich sein Hanteltraining absolvierte. Natürlich bestritt dieser nicht mehr das Trainingsprogramm eines Mr. Universums, doch konnte seine körperliche Verfassung so manchem 20jährigen als Beispiel dienen. Er war z. B. in der Lage, einen Handstand zu machen und fühlte sich – bedingt durch sein regelmäßiges Training – gesund an Leib und Seele. Er bewies sehr eindrucksvoll, daß sich der altersbedingte körperliche Leistungsabfall durch das Hanteltraining aufhalten bzw. verlangsamen läßt.

So ist z. B. ein 40jähriger, der vorher wenig Sport betrieben hat und erst jetzt mit Hanteltraining beginnt, zum einen in der Lage, seinen Körper wieder schnell in eine gute Verfassung zu bringen, zum anderen, diesen dann erreichten Status bis zum 60. Lebensjahr zu behalten. Ich habe einige Zeit mit einem Bauarbeiter trainiert, der war erst mit vierzig zu diesem Sport gekommen. Er erzählte mir, daß er – bedingt durch einen ziemlich hohen Alkohol- und Nikotinkonsum – kaum noch in der Lage war, eine Treppe hochzusteigen, ohne dabei völlig aus der Puste zu geraten. Nachdem er sich über seinen schlimmen körperlichen Zustand klargeworden war, beschloß er, sich das Rauchen abzugewöhnen, den Alkoholkonsum drastisch einzuschränken und mit dem Hanteltraining zu beginnen. Er reduzierte sein Körpergewicht in kurzer Zeit um mehr als 30 Pfund und begann sich wieder körperlich und geistig wohl zu fühlen. Nach einem Jahr war er in der Lage, einen zentnerschweren Zementsack in die vierte Etage zu tragen, ohne dabei die geringste Atemnot zu verspüren. Obwohl er also über Jahre seinen Körper sehr schlecht behandelt hatte, gelang es ihm in kurzer Zeit, wieder in Form zu kommen und diese Form auch zu halten.

Bevor Sie sich jetzt allerdings auf den Weg ins nächste Sportstudio machen, möchte ich Ihnen raten, sich vorher mit Ihrem Arzt in Verbindung zu setzen. Lassen Sie sich gründlich untersuchen, damit Sie den Entschluß des Trainings später nicht zu bereuen haben.

Schwachstellen, wie z. B. lädierte Kniegelenke oder kaputte Bandscheiben, lassen sich zwar durch das Bodybuilding nicht beheben, sie sollten jedoch nicht vom Training abhalten. Der Umgang mit der Hantel bietet Ihnen viele Möglichkeiten, diese Schwachstellen durch ein indirektes Training zu stärken.

Bodybuilding und Rekonvaleszenz

In einer amerikanischen Zeitschrift las ich einen Artikel über einen Bodybuilder, der beinamputiert zusammen mit seinen Sportkameraden ein fast normales Training absolvierte. Er ließ sich beim Bankdrücken anschnallen und absolvierte seine Übungen wie jeder andere Aktive im Studio auch. So hat das Hanteltraining diesem Mann geholfen, mit der neuen Situation fertig zu werden und seinen Körper zu pflegen und zu trainieren.

Es wird sicherlich nicht zur Regel werden, daß ein Körperbehinderter in einem Sportstudio zusammen mit Gesunden trainiert, da es viel Aufmerksamkeit im normalen Studiobetrieb erfordert. Jedoch spricht nichts dagegen, für Körperbehinderte das Studio zu bestimmten Zeiten gezielt zu öffnen und ihnen damit das Training zu ermöglichen.

Ich bin bei den Nachforschungen zu diesem Buch auf einen sehr interessanten Fall gestoßen: Ein junger Mann, der in seiner Kindheit an Polio (Kinderlähmung) erkrankte, war 20 Jahre nach seiner Erkrankung und diversen Kuren, Massagen und Bädern nur in der Lage, sich mühsam an Krücken fortzubewegen. In dieser schlechten körperlichen Verfassung lernte er einen Mann kennen, der sich persönlich sehr für den Behindertensport und die Rehabilitation Behinderter engagierte. Dieser machte ihn mit einer Trainingsmethode vertraut, die aus einer Mischung von gesundheitsgymnastischen Übungen und auf den jeweiligen Behinderungsgrad abgestimmtem Kraft- und Muskelaufbautraining, verbunden mit einer besonders vitaminreichen und proteinhaltigen Kost, bestand. Nachdem er sich anfangs durch einen starken Muskelkater und eine große Müdigkeit nach dem Training durchgekämpft hatte, machte er erstaunlich schnelle und gute Fortschritte. Nach einem 15monatigen Training brauchte er zur Fortbewegung nur noch eine Krücke und konnte damit ohne auszuruhen 500 Meter, an guten Tagen mehr als einen Kilometer gehen. Ein guter Trainer, ein gutes Training und die richtige Ernährung waren für dieses »Wunder« verantwortlich. Ich selbst bin erst nach einem schweren Motarradunfall zu diesem Sport gekommen. Ein mehrfacher, komplizierter Bruch des linken Beines zwang mich für mehr als ein halbes Jahr ins Krankenhaus. Durch die wenige Bewegung, das viele Essen und das starke Rauchen stieg mein Gewicht von 75 auf 114 Kilo, bei einer Körpergröße von 188 cm. Nachdem ich wieder laufen gelernt hatte, reduzierte sich zwar das Gewicht wieder um einige Kilo, jedoch riet mir mein Arzt, noch mindestens 30 Pfund abzunehmen. Da durch den Unfall auch meine Kniegelenke in Mitleidenschaft gezogen worden waren, konnte er mir allerdings – außer Schwimmen und Radfahren – keinen Sport empfehlen. So kam ich zu der Überlegung, mich in einem Sportstudio anzumelden. Unter Anleitung des Trainers und einer von ihm zusammengestellten Diät gelang es mir dort in kurzer Zeit, das Fett abzubauen und meinen Körper wieder in eine ansehnliche Form zu bringen.

Bodybuilding und Narzißmus

Übersetzt man den Begriff Bodybuilding, so meint er nichts anderes, als daß jeder der Bildhauer seines Körpers ist. Jeder kann selbst bestimmen, wie weit er es in diesem Sport bringen, bzw. wie weit er seine Muskulatur ›bildhauern‹ möchte.

Wenn man mit diesem Sport beginnt, so basiert dieser Entschluß auch ein wenig auf der Eigenliebe zu seinem Körper. Daraus allerdings den Schluß zu ziehen, der Bodybuilder liebe nur sich selbst oder seine Muskeln, ist abwegig. Eher können Sie davon ausgehen, daß der Bodybuilder Spaß daran gefunden hat, seinen Körper im Training zu erforschen, zu erkennen, daß er über Leistungsreserven verfügt, von denen er vorher nicht zu träumen wagte. Daß er beim Training einen Körper entwickelt, der über den Durchschnitt herausragt, ist absolut normal, da jeder Muskel bei regelmäßiger progressiver Beanspruchung wächst.

Man begegnet auch häufig dem Vorurteil, die Spiegel im Studio oder zu Hause seien nur dazu da, sich selbstgefällig darin zu betrachten und sich am Spiel der Muskeln zu erfreuen. Das ist unsinnig. Vielmehr dienen die Spiegel dazu, sich selbst bei der Übung zu kontrollieren, darauf zu achten, daß die Übung korrekt ausgeführt wird. Es ist notwendig, das Zusammenspiel der Muskeln während der Übung im Spiegel zu beobachten, denn nur so läßt sich feststellen, ob die Ausführung korrekt ist und man die richtigen Muskeln dabei beansprucht hat. Fortgeschrittene Bodybuilder, die sich auf eine Wahl vorbereiten, brauchen den Spiegel, um das richtige Posing zu üben. Dieses werden Sie allerdings selten im Studio beobachten können, da sich die Einstudierung des Posingprogramms meist außerhalb des normalen Studiobetriebes abspielt.

II. Anmerkungen zum Training

Eine kleine Anatomie

Obwohl man bei jedem Menschen die gleichen Muskeln in derselben Anordnung und Form vorfindet, so sind doch starke Unterschiede vorhanden, die die besondere individuelle Gestalt eines jeden einzelnen bestimmen.

Sicherlich ist die erbliche Veranlagung zur Muskelentwicklung bei jedem verschieden. Einer spricht schnell auf das Training an, andere brauchen länger, um einen Muskelzuwachs zu erzielen. Sie werden jedoch schon nach wenigen Wochen Training feststellen, wie sehr sich Ihr Körper verändert. Die Muskulatur wird gestrafft, bildet sich aus und das Fettgewebe geht zurück. Ihr Körper besteht aus über 700 Muskeln, die in ihrer Masse etwa 40% beim Mann, 25% bei der Frau, zusammen mit dem Skelett etwa 55% bzw. 39% des Gesamtkörpergewichts ausmachen.

Der Muskel steht in erster Linie für die Kraftwirkung unseres Körpers, doch haben die Muskeln, zusammen mit den Bändern, auch die Aufgabe, für den Halt unseres Skelettes zu sorgen. Befestigt sind die Muskeln an den Knochen mit Bändern und Sehnen. Wir unterscheiden bei der Muskulatur zwischen den quergestreiften und den glatten Muskeln. Bei den glatten Muskeln handelt es sich um die Eingeweidemuskeln, die wir hier nicht in Betracht zu ziehen brauchen. Beschränken wir uns also auf die quergestreifte Muskulatur.

Ein Muskel läßt sich in viele einzelne Stränge zerlegen, die jedoch nicht die Elementarteile des Muskels darstellen. Erst ein Mikroskop ermöglicht uns einen Einblick in seinen Aufbau und seine Struktur. Ein Muskelstrang setzt sich aus mehreren Faserbündeln zusammen; die großen Faserbün-

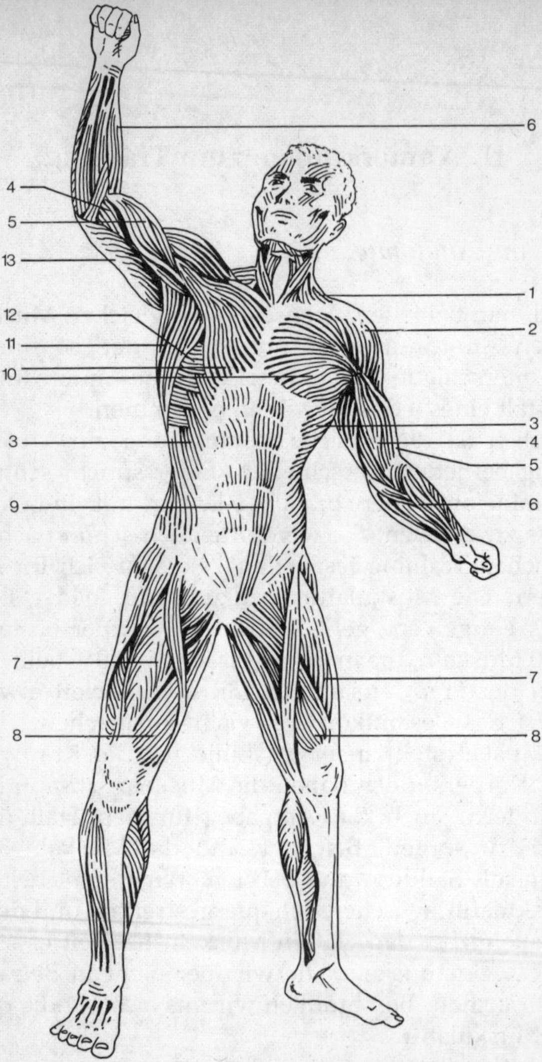

1. Trapezförmiger Muskel / 2. Dreieckiger Schultermuskel / 3. Äußerer schräger Bauchmuskel / 4. Zweiköpfiger Oberarmmuskel / 5. Oberarmmuskel / 6. Oberarm-Speichen-Muskel / 7. Gerader Oberschenkelmuskel / 8. Breiter Oberschenkelmuskel

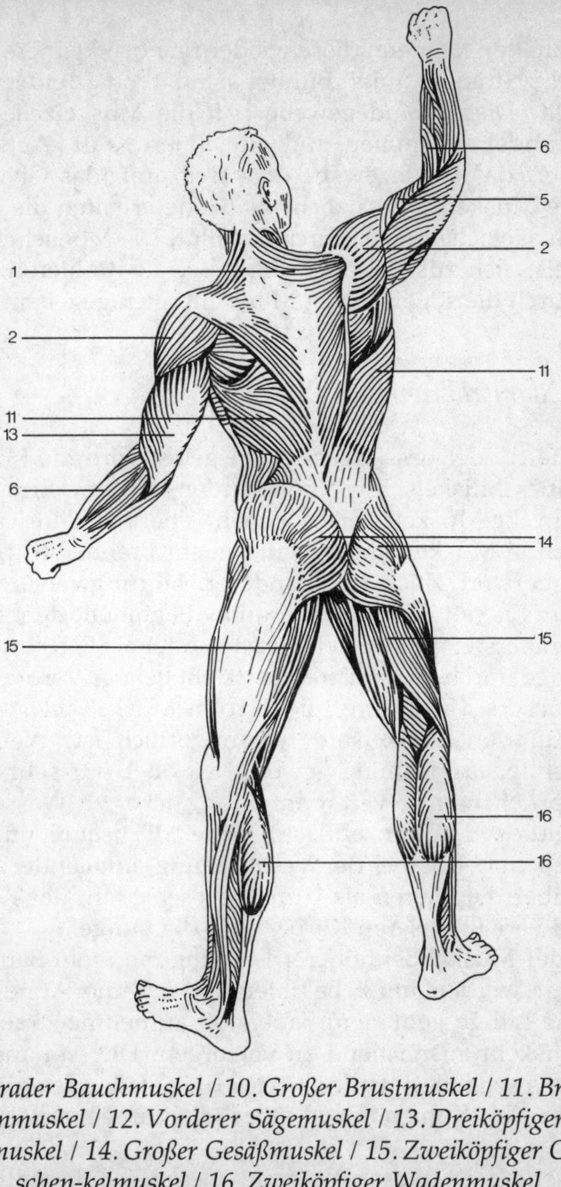

9. Gerader Bauchmuskel / 10. Großer Brustmuskel / 11. Breiter Rückenmuskel / 12. Vorderer Sägemuskel / 13. Dreiköpfiger Oberarmmuskel / 14. Großer Gesäßmuskel / 15. Zweiköpfiger Ober-schen-kelmuskel / 16. Zweiköpfiger Wadenmuskel

del enthalten kleinere, diese wiederum noch kleinere Faserbündel. Stränge und Bündel sind von Bindegewebe umhüllt. Dieses Bindegewebe hält die Muskelzellen und Faserbündel zusammen und gibt ihnen Kraft. Außerdem speichert das Bindegewebe den Treibstoff (das Glykogen) dür die Muskeln. Zusätzliche Nahrung erhalten die einzelnen Muskelzellen noch durch das Blut. Die Möglichkeit des Muskels, sich zusammenzuziehen (zu kontrahieren), wird ihm durch die sogenannten Muskelfibrillen gegeben.

Muskelkontraktion

Gesteuert, oder besser gesagt, ausgelöst wird die Kontraktion eines Muskels von Nervenenden, die ihre Erregungsstoffe in die Muskelfasern abgeben. Über das Blut wird der arbeitende Muskel ständig mit neuem Brennstoff in Form von Sauerstoff, Zucker und anderer Nahrung versorgt.

Wenn Sie mit dem Hanteltraining beginnen, den Muskel also zum ersten Mal gezielt belasten oder als Fortgeschrittener lange und hart trainieren, entsteht bei der Verbrennung des Zuckers Milchsäure, die sich im Muskel ablagert und z. T. für den Muskelkater verantwortlich ist. Wenn der Muskel an das Training gewöhnt ist oder nur sehr wenig beansprucht wird, »verbrennt« der Zucker zu Wasser und Kohlendioxyd. Dann entsteht keine Milchsäure und kein Muskelkater. Das bei der Verbrennung anfallende Wasser wird über die Nieren als Urin ausgeschieden, das Kohlendioxyd verläßt unseren Körper über die Lunge.

Da der Muskel bei höherer Leistung mit mehr Sauerstoff versorgt werden muß, beschleunigt sich die Atmung, so daß die Lunge genügend Sauerstoff aufnehmen kann, um die Muskeln ausreichend zu versorgen. Die Atmung wird ebenfalls schneller, da der Körper die anfallenden größeren Mengen an Kohlendioxyd über die Lunge ausscheiden muß.

Sicherlich ist dieser Vorgang wesentlich komplizierter

und läßt sich anhand der Chemie für den Fachmann noch klarer darstellen. Um Ihnen allerdings die vorher geschilderten Vorgänge noch bildhafter darzustellen, möchte ich Ihnen folgende Geschichte erzählen: Stellen Sie sich vor, Sie machen eine Biceps-Übung mit der Kurzhantel. Was dabei in Ihrem Körper vorgeht, versuche ich, in folgendem Dialog darzustellen:

1. *Anbeugen:*
Biceps an Kleinhirn: Ich muß arbeiten, ich brauche Energie.
Kleinhirn an Biceps: Für diese kleine bescheidene Anstrengung brauche ich ja wohl nicht in Aktion zu treten!

2. *Anbeugen:*
Biceps an Kleinhirn: Die Anstrengung wird größer, jetzt kannst du langsam in Aktion treten.
Kleinhirn an Biceps: Komm, hör auf, geh erst einmal an deine Nahrungsreserven im Bindegewebe.

3. *Anbeugen:*
Biceps an Kleinhirn: Soviel Reserven habe ich nicht mehr, laß dir langsam etwas einfallen.
Kleinhirn an Biceps: Du wirst schon etwas durchhalten können, streng dich an!

4. *Anbeugen:*
Biceps an Kleinhirn: Jetzt ist aber bald Schluß! Wenn du nicht bald für mehr Treibstoff sorgst, stelle ich meinen Dienst ein.
Kleinhirn an Biceps: Also gut, ich werde mich darum kümmern, aber halte noch etwas durch.

5. *Anbeugen:*
Biceps an Kleinhirn: Hilfe! Jetzt reagiere aber endlich, ich kann nicht mehr!
Kleinhirn an Biceps: Nun reg dich nicht gleich so auf; paß auf, bald geht es dir besser.

Kleinhirn an folgende Organe: Achtung wichtige Durchsage!
Herz: Bitte schlage schneller, damit der Biceps mit mehr Blut versorgt wird.
Lunge: Atme bitte schneller, um dem vorbeikommenden Blut mehr Sauerstoff für den Biceps mitzugeben.
Milz: Gib bitte mehr rote Blutkörperchen ab, damit der Sauerstofftransport auch richtig ablaufen kann.
Rote Blutkörperchen: Bitte vergeßt nicht, dem Biceps auch noch Zucker mitzunehmen und ihn auf dem Rückweg auch noch von den Verbrennungsrückständen zu befreien. Das anfallende Wasser bitte bei der Niere abgeben, das Kohlendioxyd bitte bei der Lunge wieder in Sauerstoff austauschen.

6. *Anbeugen:*
Biceps an Kleinhirn: Danke! Jetzt geht es mir schon wesentlich besser. Ich kann so noch eine ganze Weile weiterarbeiten und werde gar am Ende noch richtig stark. Bitte halte die Versorgung noch eine Weile aufrecht, dann werde ich dich auch nicht mehr stören.
Kleinhirn an Biceps: OK! Verstanden! Gib dir Mühe, daß aus dir noch was wird!

Wachstum des Muskels

Wenn Sie den Muskel beim Training beanspruchen, setzen Sie anfangs nur einen kleinen Teil der Muskelfasern ein. Sie beanspruchen nur die Fasern, die Sie auch brauchen, um das Gewicht zu bewältigen. Wenn Sie die Intensität des Trainings und das Gewicht der Hantel langsam steigern, paßt sich der Muskel an, indem er immer mehr Muskelfasern kontrahiert, um die gewünschte Leistung zu ermöglichen. Darüber hinaus vergrößern sich die Muskelfasern, die Bindegewebshülle wird widerstandsfähiger und der Körper bildet neue Kapillargefäße, um mehr Blut zu dem beanspruchten Muskel bringen zu können.

Außerdem steuern die Sexualhormone des Mannes sein Muskelwachstum. Da diese Hormone dem weiblichen Körper fehlen, braucht die Frau keine Angst vor einer starken Ausbildung ihrer Muskulatur zu haben. Das Fehlen dieser Hormone bringt noch einen schnelleren Trainingserfolg bei den Damen. Da sich ihre Muskulatur nicht aufbaut, verspüren sie schon nach wenigen Wochen eine merkliche Reduzierung des Fettgewebes und eine deutliche Straffung der gesamten Körpermuskulatur.

Auch spielt die Ernährung für den Trainingserfolg eine große Rolle, doch werden Sie Ihre Muskeln allein durch regelmäßiges Training entsprechend ausbilden.

Bei fast allen Sportarten bleibt die Belastung für den Muskel konstant. Wie lange Sie auch laufen, schwimmen oder ähnliche Sportarten betreiben, der Muskel arbeitet immer gegen den gleichen Widerstand. Sie erhöhen zwar durch diese Sportarten Ihre Ausdauer, doch nehmen Sie kaum an Kraft zu. Um die Kraft zu steigern, müssen Sie immer wieder auch das Gewicht Ihrer Trainingshantel steigern und so den Körper zwingen, sich ständig der neuen Belastung anzupassen. Damit zwingen Sie Ihren Muskel, immer mehr Muskelfasern zu kontrahieren, um gegen den Widerstand zu arbeiten. Allein durch die Steigerung des Trainingsgewichtes wird der Muskel mehr leisten und auch an Umfang zunehmen.

Nach einem Training werden Sie feststellen, daß Ihre Muskeln an Umfang zugenommen haben. Dieser Effekt wird in den meisten Fällen nicht länger als eine halbe Stunde anhalten. Dieser Zuwachs gründet sich auf die wesentlich stärkere Durchblutung des Muskels beim Training. Dadurch wird er »aufgepumpt«. Nach dem Training verschwindet dieser Effekt wieder, und der Muskel wird wieder »normal«.

Auch beim Bodybuildingtraining sind bestimmte Begriffe entstanden, deren Kenntnis für das Verstehen der einzelnen Abläufe unumgänglich ist. Eine *Übung* oder ein *Bewegungsablauf* ist das, was Sie gerade trainieren. Die *Wiederholung* ist die vollständige Ausführung der Übung und ein *Satz* ist die Anzahl der Wiederholungen einer Übung. Nehmen wir als Beispiel das Nackendrücken: Das Nackendrükken ist die Übung, das Herunterlassen der Hantel in den Nacken und die Rückkehr in die Ausgangsstellung ist die Wiederholung. Wenn Sie 10–12 Wiederholungen gemacht haben, haben Sie einen Satz geschafft.

Es gehört schon ein gewisses Maß an Motivation dazu, ein regelmäßiges Training zu absolvieren. Fragen Sie sich selbst zuerst einmal, zu welchem Zweck Sie mit dem Hanteltraining beginnen wollen. Möchten Sie abnehmen? Sich für andere Sportarten optimal vorbereiten? Den Körper wieder in Form bringen? Eine bestehende gute Form halten? Oder möchten Sie sich auf Meisterschaften vorbereiten?

Da Sie anfangs sicherlich nicht zu der letzten Kategorie gehören, geht es Ihnen wohl eher um einen der vorgenannten Punkte. Sie können sich mit Hilfe dieses Buchs für jeden Zweck einen geeigneten Trainingsplan selbst zusammenstellen. Die Trainingspläne in diesem Buch sind nur als Vorschläge zu verstehen, die Sie abändern können, wenn Sie über etwas Erfahrung verfügen.

»Kraftsteigerungen um mehrere 100%!« »Muskelpakete in zwei Wochen!« »Weg mit dem Bauch mit nur 5-Minuten Training am Tag!« Das ist nur eine kleine Auswahl von Werbesprüchen, die nur Ihr Bestes wollen – Ihr Geld! Es ist mit Sicherheit nicht damit getan, sich eine Dose Protein zu kaufen, den Inhalt aufzuessen und darauf zu warten, daß einem die Muskeln sprießen, wie die Blumen auf einer Frühlingswiese. Sie werden bestimmt auch mehr als 5 Minuten am Tag für Ihr Training aufwenden müssen, wenn Sie Erfolg haben wollen.

Wann und wieviel trainieren?

Diese beiden Punkte hängen im wesentlichen von Ihrer persönlichen Einstellung ab. Zum »Wann« möchte ich Ihnen lediglich von der Zeit unmittelbar nach dem Aufstehen abraten. Nutzen Sie diese Zeit besser zu einem ausgiebigen Frühstück und einigen gymnastischen Übungen, denn es ist wenig ratsam, die Muskeln unmittelbar nach dem Schlaf mit Hanteltraining zu belasten. Die meisten Aktiven legen ihr Training in den frühen Nachmittag oder in die Zeit zwischen 17 und 22 Uhr.

In dieser Zeit sprechen die Muskeln am besten auf das Hanteltraining an. Versuchen Sie Ihr Training möglichst immer in die gleiche Zeit zu legen. Sie werden feststellen, daß Ihr Körper positiv darauf reagiert. Natürlich müssen Sie Ihre Trainingszeit mit Ihrem Terminkalender, Ihrer Freundin, Ihrer Familie und mit sich selbst abstimmen. Versuchen Sie das Training fest in Ihren Tagesablauf einzubetten; Ihr Körper wird sich auf die Belastung einstellen und sich darauf freuen.

Die Frage des »Wieviel« ist ziemlich schwierig zu beantworten. Hier spielen das persönliche Temperament und die Zielsetzung eine große Rolle. Gewöhnen Sie Ihren Körper langsam an die neue Belastung der Hanteln, indem Sie für den Anfang mit einem Gewicht trainieren, das Ihnen 10–12 Wiederholungen gestattet. Wärmen Sie sich vor jedem Training gründlich auf, damit Sie sich nicht verletzen. Für den Anfang sollten Sie sich mit maximal 10 Sätzen und je 10–12 Wiederholungen für eine Muskelgruppe begnügen. So können Sie den gesamten Körper in ca. 1 Stunde trainieren.

Wenn Sie längere Trainingserfahrung haben, können Sie das Training erhöhen, indem Sie das Gewicht der Hantel steigern, die Zahl der Wiederholungen auf 8 reduzieren und für jede Muskelgruppe bis zu 20 Sätze machen. Diese Trainingsart setzt allerdings eine gewisse Trainingserfahrung voraus und sollte frühestens nach 3 bis 4 Monaten betrieben werden. Unterschätzen Sie als Anfänger nie die Wirksamkeit einer Übung, auch wenn Ihnen das Gewicht zu leicht erscheint. Denken Sie daran, daß Ihnen auch noch die 12. Wiederholung im letzten Satz korrekt gelingen soll. Wenn Ihnen an diesem Punkt das Geicht immer noch zu leicht erscheint, legen Sie einige Kilo zu.

Aber gerade beim Neuling kommt es oft zu Fehleinschätzungen. Er überschätzt sich häufig und trainiert zu hart und mit zu schweren Gewichten. Dafür bedankt sich der Körper mit einem Muskelkater oder – schlimmer noch – mit einer Zerrung oder gar einem Muskelriß. Geben Sie Ihrem Körper die nötige Zeit, sich an die Hanteln zu gewöhnen und denken Sie immer daran, daß der Bauch, den Sie gerne wegtrainieren wollen, auch nicht in zwei Wochen gewachsen ist. Steigern Sie die Trainingsintensität und das Gewicht der Hantel erst, wenn Sie sicher im Umgang mit der Hantel sind und sich eine gewisse Basis erarbeitet haben. Nehmen Sie sich nicht die Bodybuilder zum Vorbild, die schon seit mehreren Jahren trainieren und haben Sie keine Hemmungen, eine Übung mit einem kleinen Gewicht auszuführen. Der gestandene Bodybuilder macht diese Übung vielleicht mit 50 Kilo, Sie mit 5. Wenn Sie aber bei dieser Übung Ihre Maximalleistung erbracht haben, haben Sie im Prinzip die gleiche Leistung vollbracht, wie der seit Jahren trainierende.

Wenn Sie sich nach einem anstrengenden Arbeitstag zu schlapp fühlen, um überhaupt mit dem Training zu beginnen, lassen Sie sich davon nicht abhalten. Ignorieren Sie die Schlappheit und fangen Sie einfach an. Bereits nach wenigen Minuten werden Sie feststellen, daß die Müdigkeit »verflogen« ist, und nach der abschließenden Dusche werden Sie sich wie neugeboren fühlen. Beim Training wird der Körper nämlich bis zu 30mal stärker durchblutet als im Ruhestand, und somit werden die Muskeln mit Sauerstoff usw. versorgt. Das ist der Grund, warum Sie sich nach einem anstrengenden Training nicht müde und erschlagen fühlen werden. Wenn Sie einige Zeit trainiert haben, werden Sie lernen, auf die Signale Ihre Körpers zu hören, bzw.

sie zu erkennen. Wenn Sie einmal absolut keine Lust haben, eine Hantel in die Hand zu nehmen, zwingen Sie sich nicht dazu! Es wird Ihnen nicht schaden, einmal auszusetzen; nur angewöhnen sollten Sie sich dieses nicht!

Machen Sie ca. alle 3 Monate eine Pause von einer Woche, um Ihrem Körper die Möglichkeit zu geben, sich auszuruhen.

Wo trainieren?

Wenn Sie die Möglichkeit haben, sich einen Kellerraum für Ihre Fitness einzurichten, sollten Sie dies auch tun! Suchen Sie sich einen Partner, mit dem Sie zusammen trainieren, und fangen Sie an. Versuchen Sie, einen Raum zu finden der Licht hat, trocken und zugfrei ist. Sie können bei offenem Fenster trainieren, nur sollten Sie auf jeden Fall Zugluft vermeiden. Im Durchzug können Sie sich leicht eine Zerrung holen, wenn der Muskel sich einseitig abkühlt. Diese Verletzung ist ziemlich schmerzhaft und langwierig. Sauerstoff sollte allerdings in ausreichendem Maße in den Trainingsraum gelangen können, denn nur wenn er ausreichend vorhanden ist, sind Sie in der Lage, Ihre volle körperliche Leistungsfähigkeit zu entfalten. Zuwenig Sauerstoff läßt Sie schnell ermüden und verursacht Kopfschmerzen.

Sie haben es wesentlich einfacher, wenn Sie ein gut eingerichtetes Sportstudio in Ihrer Nähe haben. Wenn Sie sich in einem Studio anmelden, sollten Sie auf die nachfolgenden Punkte achten:

1. Machen Sie ein Probetraining und achten Sie darauf, ob Sie ein guter Trainer betreut und ob er in der Lage ist, Ihnen den Sinn und Zweck der Übungen zu erklären und Ihre Fragen alle zu beantworten.
2. Schauen Sie sich die sanitären Einrichtungen des Studios an.
3. Machen Sie Ihr Probetraining an einem der Wochentage, an denen Sie auch zu trainieren gedenken. Dann werden

Sie sehen, wie voll das Studio ist und ob es Ihnen möglich sein wird, Ihr Training ohne zu große Wartezeiten zu absolvieren.

4. Lassen Sie sich nicht unbedingt von zuviel Chrom auf den Geräten blenden. Oft handelt es sich dabei nur um eine gutaussehende Verpackung der Geräte, die nichts über ihre Wirksamkeit aussagt.

Es gibt leider heute einige Studiobesitzer, die sich an den Boom des Bodybuildings angehängt haben, ohne über die sportliche Grundlage zu verfügen. Aber diese Studios sind ziemlich selten und können sich auch nicht lange halten.

Die meisten Studiobesitzer sind Bodybuilder, die sich nach einigen Trainingserfolgen selbständig gemacht und ein eigenes Studio eröffnet haben. Sie sind also in der Regel in den besten Händen, wenn Sie sich in einem Sportstudio einschreiben. Sie können sich Ihr Heimstudio auch noch nach einem Jahr einrichten, wenn Ihnen der Trainer die Tricks des Hanteltrainings gezeigt hat und Sie noch immer Spaß am Bodybuilding haben.

Typologie des Menschen

Wie schon gesagt, hängt der Trainingserfolg im wesentlichen von der Regelmäßigkeit des Trainings ab. Darüber hinaus spielt das Temperament des einzelnen und seine körperliche Konstitution eine große Rolle. Die wohl bekannteste Konstitutionslehre entwickelte in den 20er Jahren unseres Jahrhunderts der Psychiater Ernst W. Kretschmer. Er unterscheidet die Konstitutionstypen: leptosom, pyknisch und athletisch.

Er definiert den leptosomen Typ als den feingliedrigen, muskelschwachen Menschen mit einem sensiblen Wesen, der sich schnell für eine Sache begeistern kann. Dieser Typ wird sich mit einem Feuereifer auf das Training stürzen, es einige Zeit betreiben und dann vielleicht wieder aufhören, weil es ihm zu langweilig wird.

Der Pykniker ist ein geselliger Typ. Er liebt gutes Essen, einen guten Wein und versucht nach Möglichkeit, jeder körperlichen Anstrengung aus dem Weg zu gehen. Er neigt zum Fettansatz und zeichnet sich nicht durch eine überragende natürliche Muskulatur aus.

Dem athletischen Typ, der bereits aussieht, als beschäftige er sich von Kindheit an mit nichts anderem als mit Hanteln, wird es sicherlich am leichtesten fallen, sich regelmäßig und ausgiebig mit dem Training zu befassen.

Natürlich sind die Menschen in ihrer Vielfalt nicht so einfach in diese drei Gruppen einzuteilen. Auch sind die Grenzen zwischen diesen Gruppen fließend. Ein leptosomer Typ kann seinen Körper durch gezieltes Hanteltraining so beeinflussen, daß er rein äußerlich bereits der Gruppe der Athleten zuzuordnen ist. Das gleiche gilt für den Pykniker.

Trainingstips für den Leptosomen: Da er meist sehr schnell die Lust am Training verliert, sollte er ab und zu seinen Trainingsplan um einige Übungen erweitern und dafür andere aus dem Programm nehmen. Er sollte allerdings der Übung wenigstens einen Zeitraum von mindestens drei Monaten einräumen. Nur so kann sie ihre Wirksamkeit beweisen.

Trainingstips für den Pykniker: Da er meist keine Lust hat, sich überhaupt mit dem Training auseinanderzusetzen und ihm allein der Gedanke an eine Hantel bereits den Schweiß auf die Stirn treibt, sollte sein Training mit Hanteln beginnen, die nicht all seine Kraft erfordern. Er sollte sich auf das schnelle Erlernen der Technik einer Übung konzentrieren. Dies wird ihm sicherlich helfen, den Widerstand seines Körpers gegen das Training zu überwinden. Das exakte Erlernen der Trainingstechnik gilt natürlich für jeden – nur sollte sich gerade der Pykniker mit einem leichten Gewicht schnell die exakte Technik aneignen, damit er das Gewicht bald steigern kann, ohne die Lust am Training zu verlieren.

Der athletische Typ wird es sicher am leichtesten mit dem Hanteltraining haben. Sein Körperbau und seine Muskulatur werden es ihm einfach machen, mit Hanteln umzugehen. Auch wird er am ehesten ein Erfolgserlebnis beim Training haben.

Training und Motivation

Wenn Sie mit dem Training beginnen, haben Sie sich sicherlich ein Ziel gesetzt. Vielleicht wollen Sie abnehmen, um wieder in Ihre alte Badehose oder den Bikini zu passen oder zunehmen, um nicht länger mit einer Bohnenstange verwechselt zu werden. Nun müssen Sie achtgeben, daß Ihnen diese Motivation nicht nach einigen Wochen des Trainings wieder abhanden kommt. Am besten, Sie stecken sich für den Anfang ein leicht erreichbares Ziel. Zum Beispiel streben Sie an, mindestens 5 Kilo abzunehmen. Nach einigen Wochen Training und der richtigen Ernährung werden Sie dieses Ziel erreicht haben und erstaunt feststellen, wie gut Ihnen das steht. Auch werden Ihre Bekannten sicherlich positiv reagieren und es Ihnen sagen.

Wenn Sie mit dem Erreichten noch nicht zufrieden sind, nehmen Sie sich noch einmal vor, weitere 5 Kilo abzunehmen. Dies wird Ihnen zwar nicht mehr so schnell wie beim ersten Mal gelingen, doch keine Sorge, bald werden Sie sich Ihre Kleider einige Nummern kleiner kaufen müssen. Aber bevor Sie viel Geld für neue Garderobe ausgeben, warten Sie noch eine Weile, denn vielleicht verspüren Sie jetzt den Wunsch, Ihren Körper mit einigen ausgeprägten Muskeln zu versehen. Erst wenn Sie meinen, Ihr Ziel erreicht zu haben, sollten Sie Geld in neue Kleidung investieren!

Ein weiterer Schritt zum regelmäßigen Training kann die bildhafte Vorstellung sein. Stellen Sie sich vor, wie Sie gerne aussehen möchten, analysieren Sie vor dem Spiegel Ihre Schwachstellen und versuchen Sie, diese durch gezieltes Training als erstes auszubügeln. Wenn Ihnen der Umfang der Taille und des Bauches als zu groß erscheint, stellen Sie das Training dieser Partien so lange in den Vordergrund, bis Sie mit dem Ergebnis zufrieden sind.

Trainingskontrolle

Ein ausgezeichnetes Hilfsmittel zur Trainingskontrolle ist das Trainingstagebuch. Sie können dafür z. B. einen Tageskalender verwenden, in dem Sie alle Übungen, die Anzahl der Wiederholungen und die Gewichte der Hanteln notieren. Machen Sie diese Eintragungen bei jedem Training. Notieren Sie z. B. auch, welche Übung Ihnen besonders schwerfällt oder welche Ihnen besonders liegt. Wechseln Sie allerdings nicht so schnell die Übungen aus. Sie brauchen mindesten 3 Monate um festzustellen, ob sie bei Ihnen wirken oder nicht. Jeder Mensch ist anders und spricht daher unterschiedlich auf die Übungen an.

Wenn Sie nach einiger Zeit einmal an den Anfang des Tagebuchs zurückblättern, werden Sie erstaunt feststellen, welche Fortschritte Sie bei den Übungen gemacht haben. Nun bewältigen Sie scheinbar mühelos Gewichte, die Ihnen vor einiger Zeit noch unerreichbar erschienen. Denken Sie immer daran, ein Gewicht zu wählen, das Ihnen gestattet, 10–12 Wiederholungen und – für den Anfang maximal – 3 Sätze korrekt auszuführen.

Als weiteres Hilfsmittel zur Trainingskontrolle sind noch das Maßband und die Waage zu nennen.

Bevor Sie mit dem Training beginnen, tragen Sie ihre persönlichen Werte in die nachfolgende Tabelle ein: (siehe Seite 36).

Denken Sie aber bei diesen Eintragungen daran, daß Sie in den ersten Monaten an Brustumfang usw. erst einmal abnehmen werden, da Sie beim Training das Fettgewebe verbrennen. Das reduzierte Fettgewebe läßt sich nicht in der gleichen Zeit mit neuem, festem Muskelgewebe auffüllen. Messen Sie also nicht zu häufig und seien Sie nicht enttäuscht, wenn die gemessenen Werte nicht mit Ihren Vorstellungen Schritt halten. Man geht davon aus, daß Sie ca. ein Jahr trainieren müssen, um z. B. den Oberarmumfang

	jetzt	nach 1 Monat	nach 2 Monaten	nach 3 Monaten
Körpergewicht:				
Unterarmumfang:				
Oberarmumfang:				
Halsumfang:				
Brust, ausgeatmet:				
Brust, eingeatmet:				
Taillenumfang:				
Hüftumfang:				
Oberschenkelumfang:				
Wadenumfang:				
Klimmzüge:	..... mal	..... mal	..... mal	..... mal
Kniebeugen:	..... mal	..... mal	..... mal	..... mal
Puls n. 20 Kniebeugen:		..... Schläge	..... Schläge	..... Schläge
Puls n. 50 Kniebeugen:		..... Schläge	..... Schläge	..... Schläge

um 1 cm zu erweitern. Mir sagte einmal ein Trainer: »In den ersten drei Monaten des Trainings kann man fast zugucken, wie die Muskeln wachsen, aber nach dieser Zeit ist jeder weitere Zentimeter Zuwachs nur durch hartes, intensives Training zu erreichen!«

Auch mit der Waage sollten Sie vorsichtig sein. Zuerst wird Ihr Gewicht sich ziemlich schnell reduzieren, aber wenn Sie nach einiger Zeit das Fettgewebe abgebaut haben, ist es oft so, daß sich der Muskelzuwachs und die Reduzierung des überflüssingen Fettgewebes ausgleichen. Wenn Sie z. B. 2,5 Kilo Muskeln aufbauen und gleichzeitig 2,5 Kilo an Fett abtrainieren, wird die Waage genau das gleiche Gewicht anzeigen, obwohl Sie Ihr Aussehen stark verändert haben.

Die sicherste Erfolgskontrolle bietet immer noch ein Vergleichsfoto. Machen Sie eine Aufnahme von sich, wenn Sie mit dem Training beginnen, eine weitere nach 3 Monaten usw. Wenn Sie dann diese Fotos betrachten und das Maßband und die Waage zu Hilfe nehmen, werden Sie vom Trainingserfolg überzeugt sein.

Training und gesunde Lebensweise

Die richtige Ernährung spielt beim Training eine wesentliche Rolle. Aber dieses Buch, das regelmäßige Training und die richtige Ernährung werden Ihnen nicht so viel nützen, wenn Sie nicht auch Ihre Lebensweise auf das Training abstimmen. Sicherlich sollten Sie das Hanteltraining nicht als Dreh- und Angelpunkt Ihrer Handlungen und Anschauungen machen, aber Sie sollten ihm schon einen entsprechenden Stellenwert einräumen und Ihre Lebensweise darauf einstellen. Jeder Mensch unterscheidet sich glücklicherweise vom anderen, und so ist es fast unmöglich, an dieser Stelle für jeden den richtigen Tip oder Hinweis zu geben. Nachfolgend finden Sie einige allgemeingültige Richtlinien, anhand derer Sie Ihre Lebensweise überdenken sollten.

Der größte Feind des Menschen ist der Streß. Unter Streß verstehe ich die tägliche Hetze, das schnelle Essen in der kurzen Mittagspause, die täglich neu auf Sie zukommende Hektik am Arbeitsplatz und sogar die Hektik und Eile, denen man in seinem Privatleben ausgesetzt ist. Gegen diesen Streß läßt sich ausgezeichnet mit dem Hanteltraining vorgehen. Konzentrieren Sie sich auf die Übungen, und Sie werden merken, wie sich der Streß abbaut und Sie ruhiger werden. Die am Tage angesammelten Aggressionen bauen sich im Umgang mit der Hantel ab, und Sie werden nach dem Training viel entspannter sein. Training und Tagesablauf bilden einen Kreis. Sie werden mit mehr Elan und Ausgeglichenheit den täglichen Problemen begegnen und sie bewältigen.

Um das Training für Sie wirklich optimal zu gestalten, sollten Sie für ausreichenden Schlaf sorgen. Manche Menschen kommen mit 6–8 Stunden Schlaf aus, andere brauchen mindesten 8 oder gar 10 Stunden Schlaf, um richtig erholt in den Tag zu starten. Wichtig ist, daß Sie nach Möglichkeit in einem ruhigen Raum schlafen. Wenn Sie an einer belebten Straße wohnen, schließen Sie lieber das Fenster, damit Sie nicht durch den Lärm gestört werden.

Zur richtigen Lebensweise gehört ebenfalls der richtige Umgang mit den Genußgiften: Kaffee, Alkohol und Nikotin. Belassen Sie es bei einer oder zwei Tassen Kaffee am Tag und trinken Sie zum Frühstück lieber ein Glas Orangensaft. Auch Ihren Alkoholkonsum sollten Sie beschneiden. Es läßt sich wohl kaum etwas gegen ein gutes Glas Wein oder Bier einwenden, nur sollten Sie darauf achten, daß es nicht zur Regel wird. Von Schnaps, Branntwein und anderen ›harten Sachen‹ sollten Sie ganz Abstand nehmen. Sie belasten nur Ihren gesamten inneren Organismus. Darüber hinaus hat z. B. 2 cl. Branntwein 50 (!) Kalorien, 7 g gesättigte und 0,2 g ungesättigte Fettsäuren. Schauen Sie in eine Kalorientabelle und rechnen Sie sich die Kalorien aus, die

Sie mit einigen Gläsern Bier und einigen Schnäpsen zu sich nehmen und die für Ihren Körper völlig überflüssig sind. Denken Sie beim Alkoholkonsum außerdem an die Langzeitschädigungen der Leber und anderer innerer Organe und an die Suchtgefährdung.

Ein weiteres zu meidendes Gift ist das Nikotin. Eine Zigarette verbraucht 25 mg Vitamin C, das ist ein Drittel des Tagesbedarfs eines Erwachsenen. Darüber hinaus hat das Nikotin die Eigenschaft, Ihre Blutgefäße zu verengen und Sie dadurch ernstlich zu schädigen.

Mit den drei angesprochenen Genußgiften verhält es sich ähnlich wie mit vielen Arzneimitteln: Richtig angewendet bedeuten Sie nur eine kleine Gefahr, ein Zuviel ist jedoch schädlich. Versuchen Sie Ihren täglichen Flüssigkeitsbedarf von ca. 3 Litern mit Mineralwasser zu decken. Nehmen Sie statt einer Zigarette einen Kaugummi. Das ist ein Schritt in die richtige Richtung.

Sie sollten auch grundsätzlich Ihre Ernährungsgewohnheiten umstellen. Achten Sie darauf, daß Sie für Ihren täglichen Bedarf nur Nahrungsmittel verwenden, die erstklassig sind. Dies ist sicherlich nicht einfach, da ein Großteil der angebotenen Nahrungsmittel bereits vom Erzeuger chemisch verseucht und von bescheidener Qualität sind. Aber genau wie Sie für Ihr Auto nur das beste Öl zum Ölwechsel verwenden, sollten Sie auch Ihren Körper nur mit »Superkraftstoff« versorgen.

Ebenfalls wichtig für eine gesunde Lebensweise ist eine positive Einstellung zu den Dingen des Lebens. Halten Sie Ihr Leben möglichst von negativen Einflüssen frei. Da das aber nicht immer möglich sein wird, nehmen Sie sich die negativen Sachen wenigstens nicht so zu Herzen. Wenn Sie sich aufregen, schüttet Ihr Körper Adrenalin aus. Dieses Hormon ist dazu gedacht, Ihre körperlichen Kraftreserven zu mobilisieren. Es soll Ihnen helfen, Ihren Gegner zu besiegen. Der menschliche Körper hat sich in diesem Punkt noch nicht unserer Zivilisation angepaßt und reagiert seit der Entstehung des Menschen unverändert. Sicherlich war es in der Steinzeit wichtig, den Adrenalinstoß dann zu bekommen, wenn Sie Ihrem Mittagessen in Form eines Urs gegenüberstanden. Dann mußten Sie schnell zuschlagen, damit Sie nicht verhungerten oder gar selbst gefressen wurden. Nachdem Sie die Beute erlegt hatten, normalisierte sich der Adrenalinspiegel wieder. Wenn Sie sich heute z. B. im Büro über jemanden aufregen, werden Sie kaum wie Ihr Vorfahr aus der Steinzeit reagieren können. Versuchen Sie, den Hormonspiegel wieder dadurch zu normalisieren, indem Sie eine Runde um den Häuserblock gehen oder ruhig durchatmen und warten, bis Sie sich wieder beruhigt haben. Sparen Sie sich die Energie für Ihr Training auf und verschwenden Sie sie nicht auf sinnlose Auseinandersetzungen.

Trainingsarten

1. Das isometrische Training:
Für das isometrische Muskeltraining benötigen Sie weder Gewichte noch sonstige Hilfsmittel. Dieses Training wurde vor ca. 20 Jahren von Prof. Hettinger erforscht und entwikkelt. Es basiert im wesentlichen auf einer konzentrierten Anspannung des Muskels. Drücken Sie z. B. die Handflächen so fest wie möglich gegeneinander und halten diesen Druck für etwa 4 Sekunden an, so üben Sie damit einen Kräftigungs- und Wachstumsimpuls auf die Muskulatur des Arm-Schulter-Brust-Gürtels aus. Den gleichen Impuls vermitteln Sie z. B. Ihrem Oberarmmuskel, wenn Sie ihn für ca. 10 Sekunden maximal anspannen.

Da das isometrische Training mehr die Kraft des Muskels und weniger seine Masse steigert, wird es z. B. von vielen Schwimmern betrieben. Gerade in diesem Sport, bei dem es inzwischen um 1/100 Sekunden geht, ist ein zuviel an Muskeln eher hinderlich. Diese Trainingsart läßt sich gut auf der Reise oder im Büro ausüben. Sie ist außerdem ein geeignetes Hilfsmittel und eine Vorstufe zum eigentlichen Hanteltraining.

2. Das isotonische Training:
Unter dem isotonischen Training versteht man ein gezieltes Muskeltraining unter Zuhilfenahme von Hanteln und Gewichten. Sportärzte bezeichnen es meist als ›Hantelgymnastik‹. Bei dieser Trainingsart wird der Muskel gegen den Widerstand eines Gewichts belastet. Es handelt sich dabei um ein Erfahrungstraining, das bis heute noch wenig wissenschaftlich erforscht ist.

Dieses eigentliche Bodybuildingtraining wurde im Laufe der Jahre von erfahrenen Bodybuildern durch verschiedene Trainingssysteme verfeinert. Das muß jedoch nicht unbedingt bedeuten, daß Sie sich als Neuling sofort auf diese Systeme stürzen. Gerade der Anfänger sollte in den ersten Monaten nach der Ganzkörpermethode sein Training aufbauen und sich erst nach etwa einem halben Jahr mit den weiteren Methoden auseinandersetzen.

3. Ganzkörpermethode
Auf dieser Methode basiert dieses Buch, da es sich in erster Linie an den Anfänger wendet. Trainieren Sie nach dieser Methode den gesamten Körper an mindestens 2, besser 3 Trainingstagen in der Woche. Benutzen Sie für den Anfang den Trainingsplan für Anfänger auf Seite 250. Steigern Sie langsam Ihr Pensum, indem Sie für jede Muskelgruppe eine Übung dazunehmen. Nach ca. 3 Monaten sollte Ihr Programm 15 Sätze mit 8–12 Wiederholungen pro Muskelgruppe umfassen.

Wenn es Ihnen um die Körperfitness geht, können Sie es bei diesem Programm und dieser Trainingsintensität belassen; wenn Sie aber mehr für die einzelnen Muskelgruppen trainieren wollen, sollten Sie Ihr Programm aufteilen.

4. Das Split-Training
Da das Training des gesamten Körpers mit bis zu 20 Sätzen und den entsprechenden Wiederholungen pro Muskelgruppe Kraft kostet, wird das Training der Beine, des Rückens, der Schultern, der Brust und der Arme auf

4 Trainingseinheiten pro Woche aufgeteilt.

Beginnen Sie z. B. am Montag mit dem Training der Arme, Schultern und Beine; am Dienstag: Schultern, Rükken und Brust. Am Mittwoch legen Sie einen Ruhetag ein und beginnen das Training am Donnerstag wieder mit Arme, Schultern und Beinen. Am Freitag wiederholen Sie das Dienstagsprogramm mit Schultern, Rücken und Brust. Wenn Sie am Wochenende eine Ruhepause einlegen, können Sie am Montag das Training mit frischer Energie wiederaufnehmen. Eine Sonderstellung nehmen in diesem Programm die Muskeln des Bauches und der Taille ein. Machen Sie bei jedem Training einige Übungen für diese Muskeln.

5. Die Supersätze

Diese Trainingsmethode ist sehr schnell und eher für den fortgeschrittenen Bodybuilder gedacht. Die trainierte Muskelgruppe wird förmlich von dem in den Muskel einschließenden Blut überflutet. Daher eignet sie sich für ein Herzkreislauftraining. Sie sparen bei dieser Trainingsmethode viel Zeit, aber sie erfordert schon ein gewisses Maß an Erfahrung und Sicherheit im richtigen Umgang mit der Hantel.

Darüber hinaus wurden noch eine Anzahl von Trainingsmethoden wie z. B. die Negativwiederholungen, das Heavy-Duty-System u. ä., entwickelt. Diese sind aber alle für den fortgeschrittenen Bodybuilder bedacht und für den Anfänger nicht geeignet. Wenn Sie sich weiter mit diesem Sport beschäftigen und die Fachzeitschriften lesen, finden Sie dort diese Trainingsarten erklärt.

Wie schwer sollte das Gewicht sein?

Immer wieder machen Anfänger ihre Hanteln so schwer, daß sie höchstens 1 oder 2 korrekte Wiederholungen ausführen können. Sie trainieren also mit 100% ihrer Maximalkraft. Diese Methode ist nicht nur falsch und für den Trainingserfolg von geringer Bedeutung, sondern sie kann auch schnell zu schmerzhaften Muskelzerrungen führen. Grundsätzlich sollten Sie mit 60–70% Ihrer Maximalkraft trainieren.

Ihren persönlichen Wert können Sie anhand der nachfolgenden Methode ermitteln: Nachdem Sie Ihre Muskeln aufgewärmt haben, beginnen Sie die Übung mit einem Gewicht von 40 Kilo. Machen Sie einen Satz mit 12 Wiederholungen und steigern anschließend das Gewicht der Hantel von Satz zu Satz. Trainieren Sie bis zu dem Punkt, an dem Sie nur noch mit größter Anstrengung 1 oder 2 Wiederholungen schaffen. Angenommen, die Hantel wog bei der letzten Wiederholung 80 Kilo, so können Sie das richtige Hantelgewicht für Ihr Training bei ca. 50 Kilo ansetzen. Errechnen Sie das Gewicht der Hantel alle 3–4 Wochen neu, denn Sie werden feststellen, daß Sie sich schnell an das Gewicht der Hantel gewöhnen. Der Muskel wird nur wachsen, wenn er progressiv belastet wird.

Als Anfänger machen Sie 1 bis maximal 3 Sätze mit 10–12 Wiederholungen. Das Gewicht sollte so schwer gewählt werden, daß es Ihnen auch noch die letzte Wiederholung im letzten Satz korrekt gestattet.

Sobald Sie sicher im Umgang mit der Hantel geworden sind und sich Ihre Muskulatur auf das Training eingestellt hat, gehen Sie dazu über, von jeder Übung 4–5 Sätze und 8 Wiederholungen zu machen. Auch hier wählen Sie ein entsprechendes Gewicht, das Ihnen noch die letzte Wiederholung korrekt gestattet.

Wenn Sie Ihr Körpergewicht reduzieren wollen oder nach einiger Trainingszeit die antrainierte Muskelmasse formen (definieren) wollen, wählen Sie für Ihr Training ein leichteres Gewicht. Es sollte Ihnen bis zu 5 Sätzen mit jeweils 20–25 Wiederholungen gestatten. Die hohe Wiederholungszahl bedingt einen erhöhten Energieverbrauch im Muskel und damit auch eine gesteigerte Verbrennung des Fettgewebes. Um allerdings das Körpergewicht entsprechend abzubauen, sollten Sie sich nicht ausschließlich auf das

Training verlassen, sondern auch auf die richtige Ernährung achten.

Um gleichzeitig eine hohe Pulsfrequenz zu erreichen und somit das Herz-Kreislauf-System zu trainieren, sollten Sie zwischen den einzelnen Sätzen höchstens 15–30 Sekunden pausieren.

Pausen

Die Pausen zwischen den einzelnen Sätzen sollten für den Neuling mindestens 1 Minute betragen. Zwischen den einzelnen Übungen für eine Muskelgruppe sollte er 1–2 Minuten, zwischen Übungen für verschiedene Muskelgruppen 3–5 Minuten pausieren.

Nach einigen Monaten können Sie die Pausen zwischen den Sätzen auf 15–45 Sekunden, zwischen den einzelnen Übungen auf 30–60 Sekunden und zwischen Übungen für verschiedene Muskelgruppen auf 1–2 Minuten reduzieren.

Sie sollten während des gesamten Trainings darauf achten, daß sich die Muskeln nicht auskühlen. Verletzungsgefahr! Wenn Sie das Training einmal für längere Zeit unterbrechen müssen, sollten Sie sich vor dem Einstieg wieder mit einem leichten Gewicht warm machen.

Richtige Atemtechnik

Bei Sportarten wie z. B. Jogging oder Squash stellt sich die richtige Atmung von alleine ein und der Körper kann den benötigten Sauerstoff ohne bewußte Anstrengung aufnehmen. Beim Hanteltraining jedoch ist die richtige Atemtechnik von entscheidender Bedeutung. Sie hilft Verletzungen zu vermeiden und steigert die Leistung im Training. Die Grundregeln lauten:

1. Vermeiden Sie Preßatmung
Halten Sie niemals den Atem bei einer Übung ein, die Blutgefäße werden sonst extrem belastet, ja, sie könnten sogar platzen.

2. Atmen Sie immer in der Belastungsphase aus.
Wenn Sie sich von Anfang an darauf konzentrieren, in der Entlastungsphase *einzuatmen* und in der Belastungsphase *auszuatmen*, werden Sie schon nach kurzer Zeit nicht mehr auf die Atemtechnik zu achten brauchen, da Sie sie dann automatisch richtig anwenden.

Sie sollten sich angewöhnen, durch die Nase ein- und durch den Mund wieder auszuatmen. Die Nase leitet die Luft über die Nasenschleimhäute in die Lunge. Diese Schleimhäute bereiten die Luft auf, indem sie sie filtern, anfeuchten und auf die richtige Temperatur bringen, bevor sie in die Lunge gelangt.

Zweitrangig ist die vorgenannte Atemtechnik bei schnellen Übungen mit geringer Belastung, die das Herz-Kreislauf-System trainieren. Sie müssen lediglich daran denken, daß Ihr Körper bei diesen schnellen Übungen viel Sauerstoff verbraucht und sich die Atmung entsprechend steigern wird.

Aufwärmen vor dem Training

Die meisten Verletzungen, die Sie sich beim Hanteltraining zuziehen können, haben ihre Ursache im ungenügenden Aufwärmen vor dem Training. Jeder Sportler, ob Fußballer oder Leichtathlet, beginnt sein Training mit Gymnastik. Damit werden die Muskeln gelockert, aufgewärmt und auf das anschließende Training vorbereitet.

Nachfolgend einige Übungen, mit denen Sie den gewünschten Effekt erzielen:

1. Rumpfbeugen:
Stellen Sie sich gerade hin. Lassen Sie die Knie durchgestreckt und versuchen Sie mit gestreckten Armen die Fußspitzen zu berühren, indem Sie den Oberkörper nach vorn beugen. Machen Sie 10–20 Wiederholungen.

2. Rumpfbeugen im Sitzen mit gespreizten Beinen:
Setzen Sie sich auf den Boden und spreizen Sie die Beine so weit wie möglich. Drehen Sie den Oberkörper und führen Sie die linke Hand zur rechten Fußspitze. Anschließend führen Sie die rechte Hand zur linken Fußspitze und ohne Pause wieder mit der linken Hand zur rechten Fußspitze. Machen Sie 10–20 Wiederholungen mit jeder Hand.

3. Laufen auf der Stelle:
Stellen Sie sich gerade hin und fangen Sie an, auf der Stelle zu laufen. Versuchen Sie, die Knie so hoch wie möglich zu heben, und laufen Sie während der ganzen Übung auf den Fußballen. Sie können versuchen, im Laufe der Übung die Geschwindigkeit anzuheben und die Knie weiter nach oben zu bringen. Machen Sie 20–30 Wiederholungen mit jedem Bein.

Als weitere Aufwärmeübungen sind noch das Seilspringen oder der Liegestütz zu nennen. Es ist auch sinnvoll, das Bauchprogramm an den Anfang des Trainings zu stellen. Da Sie bei diesen Übungen nicht mit Gewichten arbeiten, eignen sich Übungen wie Sit-Ups, Stockdrehen und Beineheben sehr gut, um die Körpermuskulatur aufzuwärmen.

Sie sollten allerdings die Muskeln nicht nur zu Beginn des Trainings aufwärmen, sondern es vor jeder neuen Übung wie folgt wiederholen: Wenn Sie mit einer Übung beginnen, wählen Sie für die ersten beiden Sätze ein *leichtes* Gewicht und machen damit 15–20 Wiederholungen. Wenn Sie merken, daß Ihre Muskeln auf diese Übung ansprechen, gehen Sie mit dem Gewicht der Hantel auf Ihr normales Trainingsgewicht. Grundsätzlich sollten Sie jede neue Übung nach dieser Methode beginnen. Die Sätze und Wiederholungen der Übung können Sie aber erst zählen, wenn Sie zum normalen Trainingsgewicht übergegangen sind.

Geräte und Hilfsmittel

Ich habe in diesem Buch bewußt auf die Vorstellung von ›Kraftmaschinen‹ verzichtet. Diese Geräte sind sicherlich gut und wertvoll, aber da sich dieses Buch in erster Linie an den Anfänger und an denjenigen, der zu Hause trainiert, wendet, stelle ich die Grundübungen mit der Lang- und Kurzhantel vor. Wenn Sie sich in einem Studio anmelden, wird der Trainer Sie in die Arbeitsweise der verschiedenen Maschinen einweisen.

Die Hantel bietet gegenüber der Kraftmaschine nicht nur den Vorteil, wesentlich preiswerter zu sein (Kraftmaschinen mit Steckgewichten können leicht mehrere tausend Mark kosten!), sie ist darüber hinaus weit variabler als eine Kraftmaschine einzusetzen. Eine Maschine ist meist nur für das Training einer speziellen Muskelgruppe gebaut. Wenn Sie den ganzen Körper trainieren wollen, müssen Sie mehrere Maschinen benutzen, während dafür in der Regel eine Langhantel und zwei Kurzhanteln ausreichen.

Für den Anfang benötigen Sie einen Satz Lang- und Kurzhanteln. Die Langhantel besteht aus einer massiven Metallstange von ca. 150 cm Länge und einem Durchmesser von 30 mm. Auf diese Stange werden Gewichtsscheiben zwischen 0,5 und 20 Kilo aufgesteckt. Die Kurzhantel ist etwa 40 cm lang und aus dem gleichen Material. Für den Anfang genügen Gewichtsscheiben von insgesamt 50 Kilo. Achten Sie aber darauf, daß sich in diesem Satz Scheiben auch kleine Gewichte von 0,5 und 1,25 Kilo befinden. Wenn Sie in Ihrem Satz nur Scheiben ab einem Gewicht von 2,5 Kilo haben und Sie bei einer Übung das Gewicht erhöhen wollen, müssen Sie jedesmal um mindestens 5 Kilo steigern. Diese Steigerungsrate ist meistens zu groß.

Ein weiteres Hilfsmittel ist die ›SZ-Stange‹. Es handelt sich dabei um eine speziell geformte Hantelstange – meist aus Rohrmaterial –, die so gebogen ist, daß die verschiedenen Griffwinkel ein gezieltes Training der Armmuskulatur

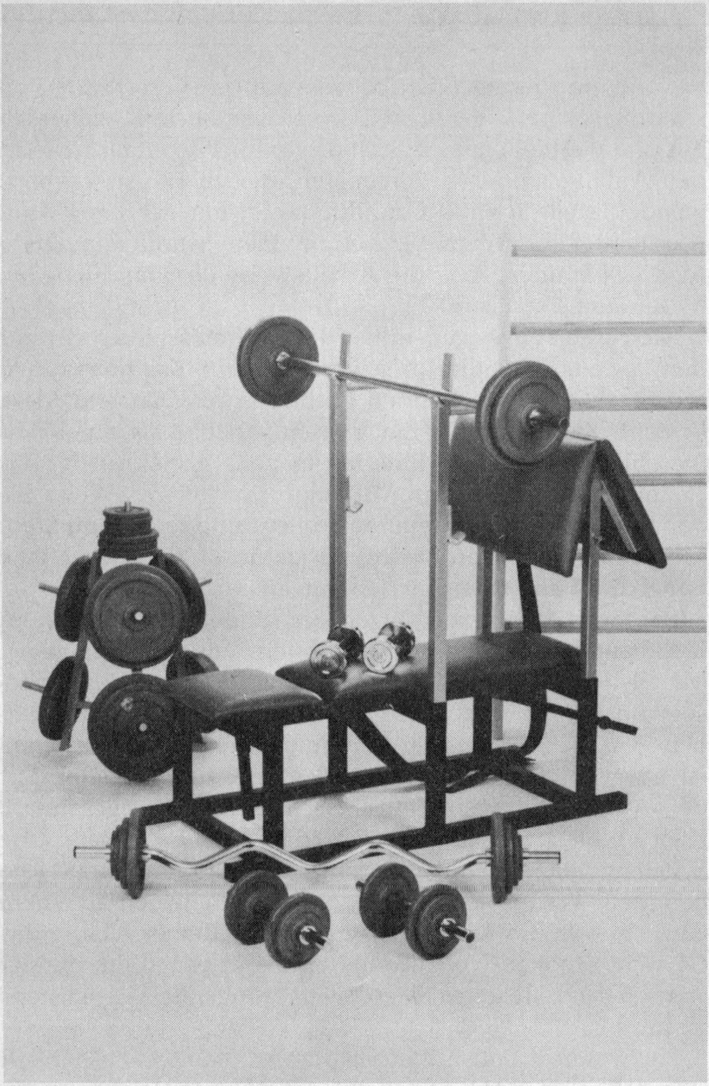

Die komplette Ausrüstung für Ihr privates Sportstudio auf 1 qm² Grundfläche.

gestatten. Sie ist für den Anfang nicht unbedingt erforderlich, aber wenn Sie sich ernsthaft mit dem Hanteltraining beschäftigen, sollten Sie sich die Anschaffung überlegen. Da sie den gleichen Durchmesser wie die anderen Hantelstangen hat, können Sie die gleichen Gewichtsscheiben verwenden.

Für einige Übungen ist die Anschaffung einer Trainingsbank unerläßlich. Bei den Arbeiten zu diesem Buch habe ich eine Bank der Firma Sport & Fitness aus Krefeld benutzt. Sie erfüllt alle Anforderungen für ein Heimstudio und ist durch die Vielzahl der Verstellmöglichkeiten für alle Übungen zu verwenden. Sie ist so solide gebaut, daß sie keiner Verankerung im Boden bedarf. Achten Sie beim Kauf einer Bank in erster Linie auf eine solide Verarbeitung, denn im Laufe der Zeit werden Sie das Gewicht der Hantel immer wieder steigern. Auch wenn Ihnen die Bank am Anfang für eine Belastung von 50 Kilo ausreichend erscheint, so werden Sie nach einigen Jahren diese Übung vielleicht mit 120 oder mehr Kilo machen. Wenn dann die Hantelablage dieses Gewicht nicht mehr aushält oder die ganze Bank zu schlingern anfängt, ist das Risiko der Verletzung zu groß. Seien Sie auch bei Eigenbauten vorsichtig.

Im Geschäft mit der körperlichen Fitness tauchen im Versandhandel oder in Warenhäusern verchromte Geräte mit allerlei Federn und ähnlichem auf. Ein Training mit solchen Geräten ist zwar noch immer besser als überhaupt kein Training, aber wenn Sie sich wirklich in Form bringen wollen, können Sie sich das Geld für solche Geräte sparen. Sie sind meist von solch einer mäßigen Verarbeitung und Qualität, daß einige bereits nach wenigen Stunden, andere nach einigen Tagen oder Wochen ihren Dienst einstellen.

Wenn Sie auf der Reise nicht auf das Training verzichten wollen, können Sie auf einen normalen Expander oder ein Deuserband zurückgreifen. Ebenfalls empfehlenswert ist der Multi-Sporter, der seinerzeit in Deutschland für die NASA entwickelt wurde. Es handelt sich beim Multi-Sporter um ein kompaktes und leichtes Trainingsgerät, durch das ein Seil läuft, dessen Widerstand sich von 0–240 Kilo verstellen läßt. Mit diesem Gerät können Sie den gesamten Körper wirkungsvoll trainieren.

Bei bestimmten Übungen ist ein Gewichthebergürtel erforderlich. Er schützt den unteren Teil der Wirbelsäule vor hohen Belastungen, indem er sie wirkungsvoll stützt und gerade hält. Sie sollten ihn bei allen Übungen tragen, die Sie stehend ausführen und bei denen das Gewicht der Hantel ca. 30 Kilo übersteigt. Achten Sie darauf, daß er stramm sitzt, nehmen Sie ihn aber bei den Übungen ab, wo er nicht erforderlich ist, da er sonst unnötig den Bauch einzwängt und somit die Atmung behindert.

Trainingskleidung

Häufige Ursache einer Muskelzerrung ist eine örtliche Unterkühlung infolge unzureichender oder ungeeigneter Trainingskleidung. Der Körper gleicht die beim Training entstehende Wärme in Form von starker Schweißbildung aus. Da dieser Schweiß auf nackter Haut schnell verdunstet, kühlt sich auch der darunterliegende Muskel ab. Dieses kann zu sehr schmerzhaften Zerrungen führen. Am besten benutzen Sie einen Trainingsanzug aus einem saugfähigen Material. Bei entsprechenden Außentemperaturen können Sie auch in einem T-Shirt und einer kurzen Hose trainieren. Wenn Sie stark schwitzen und Ihnen das nasse Trainingshemd unangenehm ist, nehmen Sie einfach ein zweites Sweat-Shirt zum Wechseln mit.

Ein ebenfalls wichtiger Punkt ist die Wahl der richtigen Fußbekleidung. Trainieren Sie am besten in Lederturnschuhen, die auch den Fußknöcheln einen ausreichenden Halt bieten. Ein Training barfuß oder in Sandalen ist nicht empfehlenswert, da der Fuß bei allen Übungen großen Belastungen ausgesetzt ist. Gute Trainingsschuhe verfügen über ein Fußbett, das den Fuß entsprechend stützt und stabilisiert.

Nach dem Training sollten Sie auf jeden Fall duschen. Das warme Wasser reinigt den Körper von den Schlackstoffen, die mit dem Schweiß auf der Hautoberfläche abgelagert wurden. Können Sie nach dem Training nicht sofort unter die Dusche, reinigen Sie den Körper grob mit einem Handtuch und duschen Sie später.

Gerade für den Neuling empfiehlt es sich, nach dem Training ein heißes Vollbad zu nehmen. Durch dieses Vollbad werden die Muskeln entspannt, und die Wärme unterstützt die Muskeln im Abbau der Milchsäure, die ja z. T. für den Muskelkater verantwortlich ist. Es hilft Ihnen, den Muskelkater leichter zu überwinden.

Sollten Sie in einem Studio trainieren, das die Möglichkeit der Sauna bietet, machen Sie regelmäßig davon Gebrauch. Durch das starke Schwitzen reinigt sich die Haut von den Schlackstoffen auf der Hautoberfläche und wird stark durchblutet. Darüber hinaus wird der Kreislauf angeregt.

Sicherlich haben Sie schon selbst bemerkt, daß Sie in den Wintermonaten nicht so leistungsfähig sind. Dieses hängt mit dem blutbildenden Einfluß der Sonneneinstrahlung zusammen. Sie sollten daher Ihren Körper im Sommer der natürlichen, im Winter der künstlichen Sonne so oft wie möglich aussetzen. In diesem Zusammenhang zitiere ich einen Artikel aus der Zeitschrift: Sport & Training, *Heft* 8/9 1980: (Diese Zeitschrift erscheint nicht mehr.)

»In einer Forschungsarbeit hat die Weinsberger Solargesellschaft, einer der bedeutendsten Hersteller von Besonnungsgeräten, geklärt, welchen Einfluß die regelmäßige Besonnung auf das Blutbild hat. Nach einer Sonnenkur von 47 Tagen war der Gehalt von roten Blutkörperchen – die im Körper für den Sauerstofftransport und damit für die Leistungsfähigkeit der Zellen und Organe verantwortlich sind – im Blut um durchschnittlich 8% gestiegen. Der Blutfarbstoff, an den der Sauerstoff gebunden wird, nahm um denselben Anteil zu. Die Auswertung der von den staatlichen Untersuchungsämtern Stuttgart und Freiburg vorgenommenen Blutbildbestimmungen hat damit erstmals bewiesen, wie es zur Verbesserung des Blutbildes durch Solarien kommt. Grundvoraussetzung ist allerdings, daß die Strahler das gesamte Sonnenspektrum abgeben und nicht reine Bräunungsgeräte sind.«

III. Eine kleine Ernährungslehre (Udo Michalzik/Hans Schulz)

Vorbemerkung

Die Gesundheit ist des Menschen höchstes Gut. Wir verdanken es den Fortschritten in der Medizin, daß die Lebenserwartung innerhalb 200 Jahren um nahezu das Doppelte gestiegen ist. Der Kreis der unheilbaren Krankheiten und irreparablen Körperschädigungen wird immer kleiner.

Ungezählte pharmazeutische Produkte helfen den Medizinern bei ihrer Therapie. Die Industrie ist bemüht, diesen gewaltigen Wirtschaftszweig mit immer neuen Präparaten zu versorgen. Beim Patienten erfolgt der Griff zu diesen Mitteln oftmals allzu leichtfertig. Im Bereich der präventiven Maßnahmen fallen die Fortschritte schon dürftiger aus. In der Regel sollen sie nur die Existenz oder Nichtexistenz eines Krankheitsbildes nachweisen. Ist der Patient »noch gesund«, verläßt er in der Regel ohne Rezept die Praxis, obwohl er eigentlich ein Rezept brauchte, das ihm hilft, weiterhin gesund zu bleiben. Dieses ist zwar nicht die alleinige Aufgabe der Ärzte, doch aufgrund ihrer Ausbildung müßten sie auf diesem Gebiet ebenfalls eine dominierende Rolle spielen. Diese Thematik kommt einem so vor, als ob dem Käufer eines technischen Gerätes sofort Reparaturanweisungen in vielfältigen Ausführungen mitgeliefert werden, ohne ihm aber jemals eine Gebrauchsanweisung in die Hand gegeben zu haben. Genauso wie sich beim technischen Gerät die Möglichkeit einer Falschbedienung ergibt, erhöht sich beim Menschen die Gefahr, durch Unwissenheit über die Vorgänge im eigenen Körper, irgendwelche Fehler zu begehen, die zwangsläufig eine Krankheit hervorrufen.

Es gibt zwar viele Empfehlungen und »Bauernregeln«,

die allerdings viel zu einfach sind. Es genügt nicht zu wissen, daß Nikotin Lungenkrebs fördert, Streßsituationen Herzinfarkte begünstigen oder übermäßiger Alkoholkonsum Leberschäden hervorruft. Viel wichtiger sind die Aufklärung über die Funktionen und Reaktionen des menschlichen Körpers sowie die Kenntnis, wie man durch richtige Ernährung die Möglichkeit zahlreicher Krankheiten verringert. Bereits in der Schule wird dieses jedoch versäumt. Die Medien widmen dem »wichtigsten Gut des Menschen« eine zu geringe Aufmerksamkeit. Auch die deutschsprachige Literatur auf diesem Gebiet ist recht lückenhaft. Bleibt daher nur die Autodidaktik, die als Lernmethode zwar schwierig, dafür aber erfolgversprechend ist. Sie können ein ausgeprägtes Körperbewußtsein erlangen, wenn Sie Körpertraining betreiben. Sie werden automatisch kritisch gegenüber sich selbst, blicken in den Spiegel und kontrollieren Ihre Figur. Da gute Körperformen in der Regel ein Ergebnis von gezielter sportlicher Betätigung und entsprechender Ernährung sind, werden Sie schnell feststellen, daß Sie zur Erreichung Ihres Zieles einige Grundvoraussetzungen über die Ernährung lernen müssen.

Grundlagen der Ernährung

In den letzten Jahren ist der Leistungsstandard im Bodybuilding enorm gestiegen. Schon bei regionalen Wahlen kann ein Niveau beobachtet werden, das einer Mr. Germany-Wahl vor einigen Jahren gerecht geworden wäre. Es steht ohne Zweifel fest, daß verbesserte Trainingsmethoden einer der Hauptgründe für diesen immer mehr ansteigenden Leistungstrend ist, aber es wäre weithin verfehlt, darin die einzige Ursache zu suchen.

Man kommt zwar heute immer mehr zu der Ansicht, daß der Muskel in möglichst kurzer Zeit optimal und höchst intensiv trainiert werden soll, um größte Effektivität zu erreichen, aber in der darauffolgenden Ruhepause soll dem

Muskel genug Zeit gegeben werden, um sich von diesem relativ hohen Reiz zu erholen. Neben der Ruhepause benötigt der Muskel auch neuen »Betriebsstoff« in Form von Ernährung, und zwar in »richtiger« Qualität und »entsprechender« Quantität. Ohne Energieversorgung geht es auch hier nicht.

Ohne eine entsprechende Ernährung ist das beste Training umsonst. Um in die Ernährungslehre allgemein und speziell für den Sportler eindringen zu können, müssen elementare Dinge über Lebensvorgänge, Stoffwechsel, Grundstoffe der Nahrung, Energiebedarf und Nährstoffbedarf besprochen werden.

Die *Physiologie* ist die Lehre von den normalen Lebensvorgängen. Eine allgemeingültige und wirklich befriedigende Definition ist bis heute noch nicht gegeben. Es ist die Bezeichnung für die Daseinsform der organischen Wesen. Die Wissenschaft vom Leben und von den Lebewesen ist die Biologie. Leben ist auf Vorgänge zurückzuführen, die sich in Stoffwechsel, Wachstum, Bewegung, Reizbarkeit und in der Fähigkeit der Fortpflanzung äußern. Der Warmblüter muß Organe und Zellen in Funktion halten können, und das bei konstanter Innentemperatur. Er muß mechanische Arbeit leisten können. Es müssen chemische Zusätze vollführt werden. Erforderlich dazu ist die Bereitstellung von Energie, diese wird in chemischer Form mit der Nahrung zugeführt.

Zwei wesentliche Bedürfnisse müssen gedeckt werden: Der Körper braucht Stoffe zum Aufbau und Wachstum sowie zur Aufrechterhaltung der Lebensfunktionen. Es müssen also Baustoffe und Betriebsstoffe zugeführt werden. Letztere dienen zur Aufrechterhaltung der Atmung, des Kreislaufs, der Verdauung und Drüsentätigkeit, sowie zur Ausscheidung und Fortpflanzung. Baustoffe und Betriebsstoffe bestehen im wesentlichen aus Fetten, Kohlehydraten und Eiweiß.

Als *Stoffwechsel* bezeichnet man den biologischen und chemischen Um- und Aufbau der von dem Organismus aufgenommenen Stoffe und Abbau derselben zur Energiegewinnung. Vereinfacht dargestellt passiert nach der Nahrungsaufnahme folgendes:

1. In der Mundhöhle ist der Aufenthalt nur kurz. Die mechanische Einwirkung durch Kauen steht im Vordergrund. Der Speichel leitet die Verdauung durch ein Enzym ein.
2. Die Schleim- und Speiseröhre dient der Weiterbeförderung des Speisebreis.
3. Im Magen beginnt die chemische Verdauung.
4. Der Weg geht weiter durch den Zwölffingerdarm in
5. den Dünndarm.
6. Die Gallenflüssigkeit aus der Leber und aus der Bauchspeicheldrüse
7. zerlegt den Speisebrei dann in kleinste Bausteine. Das Zusammenziehen der Muskelwände von Magen und Darm sorgt für eine gute Durchmischung von Speisebrei und Verdauungssäften.
8. Im Dickdarm geschieht der Rest der Verdauung mit Hilfe unzähliger lebenswichtiger Bakterien.
9. Bevor der Darminhalt in den Mastdarm abgeführt wird, besteht dieser ausschließlich aus Schlackstoffen.

Was geschieht nun mit der Nahrung in unserem Körper? Zerlegt werden im Magen und Darm die Grundstoffe Eiweiß, Fett und Stärke. Was übrig bleibt, sind kleinste Bausteine. Durch die Darmschleimhäute werden Trauben- und Fruchtzucker, Amino- und Fettsäuren sowie Glyzerin aufgesogen und über die Blut- und Lymphbahnen an die unzähligen Zellen im Körper herangetragen. Dort findet wieder ein umgekehrter Prozeß statt: die an die Zellen herangetragenen Stoffe werden wieder zu körpereigenen Stoffen zusammengefügt und dann durch Sauerstoff verbrannt, der ebenfalls über das Blut an die Zellen herangebracht wird. So entsteht die Energie, die Bedingung allen Lebens.

Die Enzyme ermöglichen das Stoffwechselgeschehen, welches wiederum durch Hormone gesteuert wird. Die

Endprodukte aus dem Energiestoffwechsel und die unbrauchbaren sowie überschüssigen Nahrungsbestandteile werden durch Exkretion oder Sekretion abgegeben.

Eine fast unübersichtliche Vielzahl von Lebensmitteln wird angeboten und von dem Menschen aufgenommen. Als Lebensmittel bezeichnet man Nahrungs- und Genußmittel. Genußmittel haben eine anregende Wirkung auf den Organismus und besitzen keinen Nährwert außer Alkohol, der einen beträchtlichen Nährwert besitzen kann. Nahrungsmittel dagegen dienen der menschlichen Ernährung. Die verwertbaren Teile der Nahrungsmittel sind Nährstoffe und Wirkstoffe. Nährstoffe werden vom Organismus zum Aufbau und zur Erhaltung der Körpersubstanz benötigt. Sie liefern die notwendige Energie und halten die Körperfunktionen aufrecht.

Alle Bestandteile der Nahrungsmittel haben ihre spezielle Aufgabe, die bei einem Sportler oder Spitzensportler anders ist als bei einem Menschen, der körperlich fast untätig ist. Es gibt Nährstoffe, die vorwiegend als Energielieferanten dienen, und andere als Baustoffe.

Die Bedürfnisse des Organismus müssen gedeckt werden. Zuviel ist ebenso falsch wie zuwenig. Bei einer hundertprozentigen Ernährung für den Sportler oder sogar Hochleistungssportler muß dementsprechend die Quantität und Qualität der Nahrungsmittel genauestens beachtet werden.

Der Energiebedarf des Menschen ist von verschiedenen Faktoren abhängig. Der Sportler denkt natürlich sofort an den Energiebedarf für sein anstrengendes Training, das über einen längeren Zeitraum geht und wirkungsvoll sein soll. Energie ist die Grundvoraussetzung dafür. Aber es spielen noch andere Faktoren eine Rolle: Alter, Geschlecht, Klima und Körperbau.

Die Stoffwechselvorgänge verlangsamen sich bei zunehmendem Alter, der Mensch wird »gesetzter«, der ältere Mensch hat einen geringeren Energiebedarf. Bei der Frau liegt der Energiebedarf etwas niedriger als beim Mann. Bei niedrigem Klima wird durch die notwendige Temperaturregulation der Umsatz gesteigert. Der Energiebedarf wird auch beeinflußt durch das Körpergewicht und die Körpergröße sowie die Körperoberfläche. Somit ergibt sich für den Sportler, der ein erhebliches Mehr an Muskelmasse besitzt als der Durchschnittsmensch, ein bedeutend höherer Energiebedarf. Die Energie selbst wird im Organismus durch Stoffwechselvorgänge in Form von Abbau der Fette und Kohlehydrate zu Wasser und Kohlendioxyd gewonnen. Herrscht ein Mangel an Fetten und Kohlehydraten, so werden auch die Eiweißstoffe der Nahrung zur Energiegewinnung abgebaut. Die gewonnene Energie wird im Organismus in Arbeit bzw. in Wärme umgesetzt. Energie, Arbeit und Wärmemenge sind Größen gleicher Art, sie werden deshalb in der gleichen Einheit gemessen: Joule.

Den täglichen Gesamtenergiebedarf kann man errechnen. Es müssen zwei Größen unterschieden werden: Grundumsatz und Leistungszuwachs.

Grundumsatz ist die Energiemenge, die der Mensch bei völliger Ruhe im Liegen durchschnittlich benötigt. Die Energiemenge wird benötigt zur Aufrechterhaltung der Atmung und des Blutkreislaufes sowie für die Stoffwechselvorgänge. Ein Erwachsener mit 80 kg Körpergewicht hat einen durchschnittlichen Grundumsatz von ca. 7300 kJ (1700 bis 1800 kcal). Bringt der Mensch nun zusätzlich Leistungen auf, benötigt er eine Energiemenge zusätzlich. Dies nennt man Leistungszuwachs. Er ist hauptsächlich abhängig von der Arbeitsleistung und wird zusätzlich beeinflußt vom Klima und der Verdauungstätigkeit. Es ergibt sich also die Formel, daß der Gesamtenergiebedarf gleich der Summe von Grundumsatz und Leistungszuwachs ist. Nachstehende Tabelle gibt einen groben Überblick, wie hoch der Kalorienverbrauch bei verschiedenen Sportarten ist:

Kalorienverbrauch in den verschiedenen Sportarten (bezogen auf: 70 kg Körpergewicht, Durchschnittswerte je nach Trainingsintensität und Dauer).

Bodybuilding	3000 bis 6500
Kurzstreckenlauf	3000 bis 4500
Gymnastik	3500 bis 4500
Mehrkampf (Leichtathl.)	4000 bis 5500
Gewichtheben (je nach Gewichtskl.)	3000 bis 6000
Mittelstreckenlauf	4000 bis 5500
Langstreckenlauf	4000 bis 5500
Skilanglauf	4000 bis 5500
Schwimmen 400–1500 m	4000 bis 5500
Radfahren (Straße)	4000 bis 8000
6-Tage-Fahren	5000 bis 9000
Spielsportarten (Fußball, Handball, Hockey, Eishockey)	4000 bis 5800
Boxen	3000 bis 5500
Rennrudern	5000 bis 7000
Ringen	3000 bis 5500
Judo	3000 bis 5500
Bei Körperruhe	1700 bis 2200

Was ist eigentlich Protein?

Kein Leben ohne Eiweiß! Der Wert des Eiweißes ist durch den Namen Proteine, »die Ersten«, die »Wichtigsten« (ursprüngliche Bedeutung in der lateinischen Sprache) gekennzeichnet, denn sie haben im Organismus, besonders im menschlichen, die unterschiedlichsten Funktionen zu erfüllen. Jede Zelle des menschlichen Körpers enthält Eiweiß. Haut, Bestandteile des Blutes, Knochen und nicht zuletzt die Muskeln enthalten Eiweißstoffe. So bilden die Eiweißstoffe den größten Anteil aller organischen Verbindungen im Organismus. Die Verbindungen sind recht unterschiedlich. Es können viele verschiedene Eiweißstoffe entstehen, da diese aus ungefähr 1000 Aminosäureresten von mehr als zwanzig verschiedenen Aminosäuren in unterschiedlichster Reihenfolge aufgebaut sind. Wir wollen uns hier aber nicht mit komplizierten chemischen Formeln aufhalten, sondern vielmehr auf die Bedeutung der Eiweißstoffe für den menschlichen Organismus eingehen und Hinweise über optimale Ernährung für den Sportler und den am Muskelaufbau interessierten Bodybuilder geben.

Täglich werden im menschlichen Organismus ungefähr 400 g Körpereiweißstoffe (Protein) abgebaut. Diese müssen wieder neu aufgebaut werden, um die Leistungsfähigkeit zu erhalten. Der Aufbau kann in allen Zellen geschehen. Für die Proteinsynthese nimmt die Leber eine Sonderstellung ein, sie kann größere Mengen an Eiweißstoffen an das Blut abgeben.

Die nicht essentiellen Aminosäuren können zum Aufbau von Körpereiweißstoffen im Organismus selbst gebildet werden, was bei den acht essentiellen – den lebenswichtigen – Aminosäuren nicht möglich ist.

Kommen wir zu dem biologischen Wert der Eiweißstoffe. Wir nehmen pflanzliche und tierische Nahrungsmittel zu uns. Die darin enthaltenen Eiweißstoffe haben einen sehr unterschiedlichen biologischen Wert. Da die Körpereiweißstoffe einen bestimmten Bedarf an essentiellen Aminosäuren haben, muß ein »Umbau« vonstatten gehen. Die Umbildung ist erschwert, da die acht essentiellen Aminosäuren nicht im Organismus aufgebaut werden, sondern nur mit der Nahrung zugeführt werden können. Essentielle Aminosäuren sind für die Bildung des Körpereiweißes unentbehrlich. Nicht in allen Nahrungsmitteln sind die optimalen Mengen davon enthalten. Damit sind wir am Kernpunkt der Frage über die biologische Verwertbarkeit des Eiweißes im menschlichen Körper angelangt. Auf die Praxis bezogen wirft sich dazu die Frage auf, wieviel man von einem entsprechenden Nahrungsmittel zu sich nehmen muß, um den Eiweißbedarf des Körpers zu decken und darüber hinaus die Grundlage zu schaffen, um Muskelwachstum zu erreichen. Wir geben Ihnen nachstehend eine Aufstellung der acht unentbehrlichen – essentiellen – Aminosäuren und den Bedarf, um 100 g Körpereiweiß aufbauen zu können: Valin 5 g, Leucin 7 g, Isoleucin 5 g, Threonin 5 g, Methionin 2,5 g, Lysin 6 g, Phenylalanin 5 g, Tryptophan 1,5 g.

Welcher Nahrungseiweißstoff ist gemessen an der biologischen Wertigkeit nun optimal? Es muß ein Eiweißstoff sein, in dem alle essentiellen Aminosäuren im entsprechenden Mengenverhältnis vorkommen wie in den Körpereiweißstoffen. Ist das Mengenverhältnis anders gestaltet, liegt sofort eine niedrigere biologische Verwertbarkeit vor. Diese Verwertbarkeit wird durch die sogenannten begrenzende Aminosäure bestimmt. Schon wenn eine der Aminosäuren im Verhältnis zum Vorkommen im Körpereiweiß in dem Nahrungsmittel nur zu 40 % enthalten ist, so wird die biologische Verwertbarkeit dieses Nahrungsmittels bezüglich des Eiweißes auf diese 40 % begrenzt.

Wie steht es nun mit der Verwertbarkeit der einzelnen herkömmlichen Nahrungsmittel? Obenan in der Tabelle müssen wir das Vollei stellen. Es hat eine biologische Verwertbarkeit von ca. 90 %. Da ungefähr 10 g Eiweiß in einem Hühnerei enthalten sind, wovon 9 Gramm (90 %) biologisch verwertet werden können, müßte man rund 11 bis 12 Eier am Tag essen, damit eine vollwertbare Eiweißzuführung von 100 g erfolgt. Den zweiten Rang in der Tabelle nimmt die Kuhmilch ein. 100 g enthalten zwischen 3 und 4 g Eiweiß, deren biologische Verwertbarkeit ca. 80 % beträgt. Danach folgen Rindfleisch mit 76 % biologischer Wertigkeit, Rotbarschfilet, Speisequark und Sojabohnen. Aus der Aufzählung der Nahrungsprodukte ist zu ersehen, daß tierische Nahrungseiweißstoffe in der biologischen Verwertbarkeit den pflanzlichen Eiweißstoffen in der Regel hoch überlegen sind.

Der Bodybuilder, der zum Muskelaufbau an der Einnahme hochwertigen Eiweißes nicht vorbeikommt, steht immer wieder vor dem Problem, seinen Speiseplan durch biologisch höchst verwertbare Eiweißstoffe zu optimieren. Wir wollen uns hier nicht mit der Frage über die nötigen Mengen an Eiweißstoffen zum optimalen Muskelaufbau auseinandersetzen, denn sie sind von individuellen Anlagen jedes einzelnen Körpers abhängig. Die Wissenschaft hat allerdings eindeutig bewiesen, daß bei großer Muskelarbeit, sprich langem und intensivem, vielleicht sogar täglichem Training, der Eiweißbedarf gegenüber dem normal belasteten Körper grundsätzlich um mehr als das Doppelte erhöht wird. Um nur 100 g körpereigenes Eiweiß aufbauen zu können, müßte der Bodybuilder z. B. 900 g Quark, 700 g Rindfleisch oder 3000 g Weizenmehl zu sich nehmen. Abgesehen von den unangenehmen Begleiterscheinungen, wie Eintönigkeit oder hohem finanziellem Aufwand wären solche Nahrungsmengen auf Dauer gar nicht zu bewältigen, Störungen im Verdauungstrakt eine der nachteiligen Folgen solch einer Ernährungsart. Dazu ist bei allen genannten Nahrungsmitteln der Fett- oder Kohlehydratanteil erheblich. Der geschickte Bodybuilder kann natürlich die verschiedenartigsten Nahrungsmittel mischen und versuchen, dadurch einen nahezu optimalen Ernährungsfahrplan zu erhalten. Dieses Verfahren ist aber ebenfalls nicht ohne Schwierigkeiten zu bewältigen. Als Einwände kann man hier umständliche Rechnerei und wiederum hohe Kosten geltend machen. Findige Wissenschaftler auf dem Ernährungssektor haben einen Ausweg für Leistungssportler mit hohem Eiweißbedarf gefunden, indem sie Nahrungskonzentrate in optimaler Zusammensetzung entwickelten.

Nahrungskonzentrate als Eiweißquelle

In Tageszeitungen, Zeitschriften und Illustrierten liest man hier und da und immer wieder einmal aus fachlicher Feder, daß der Verzehr von größeren Eiweißmengen schädlich sein soll, und in einer anderen Ausgabe vermerkt das erstaunte Auge, daß der Mensch, je älter er wird, und besonders der Sportler stark eiweißhaltige Nahrung benötigt, um leistungsfähig zu bleiben oder zu werden. Wie ist dieser Widerspruch zu erklären?

Die Mahnung vor einem Zuviel an Eiweiß gilt dem übermäßigen Fleischverzehr. Fleisch – besonders Schweinefleisch – enthält bekanntlich besonders viel Harnsäuren, die sich bei übermäßigem Verzehr allzuleicht an den sehnigen Ansätzen der Muskulatur und in den Gelenken ablagern und hier Störungen, Entzündungen oder gar vorzeitigen Verschleiß hervorrufen können. Die Empfehlung, sich eiweißhaltig und somit gesund zu ernähren, gilt meist Molkereiprodukten und oft auch den in den letzten Jahren entwickelten sportlich wirksamen Eiweißprodukten, die als Hochkonzentrate von der Sport- und Lebensmittelindustrie, aber auch von pharmazeutischen Firmen angeboten werden. Solche Konzentrate sind nicht gemeint, wenn vor übermäßigem Eiweißgenuß gewarnt wird. Eiweißkonzentrate hochwertiger Art weisen deshalb auf ihren Verpackungen darauf hin, daß keinerlei Harnstoffe oder »Purine« darin enthalten sind. Purine sind solche Stoffe, die von sich aus Harnsäure im Körper bilden können.

Auch wenn der »Redaktionsarzt« einer Zeitschrift vor übermäßigem Eiweißverzehr warnt, so meint er damit niemals das nach sportwissenschaftlichen Kriterien hergestellte Eiweiß-Pulverkonzentrat, sondern Fleisch und Fleischerzeugnisse.

Weitere Mißverständnisse entstehen, wenn der unaufgeklärte Sportler oder der sportliche Laie natürliche Eiweißstoffe mit »Anabolika« verwechselt. Während Anabolika ausschließlich in die Hand des Arztes gehören, ursprünglich für sportliche Zwecke gar nicht gedacht waren und mehr einen medizinischen Eingriff in den Körperhaushalt bedeuten, handelt es sich bei flüssigen oder pulverförmigen Eiweißkonzentraten um keinen Eingriff im Sinne einer Gewaltregulierung des Eiweißhaushaltes, sondern nur um ein größeres Angebot hochwertiger Eiweißstoffe, die über Verdauungstrakt und Blutstrom der trainierenden Muskulatur als reines und natürliches Anbaumittel zur Verfügung stehen. Nach solchen Eiweißmolekülen »sucht« die trainierte Muskulatur ohnehin im Blut und der Sportler tut gut daran, dafür zu sorgen, daß genug davon vorhanden ist, wenn das Training besonders erfolgreich sein soll.

Die ersten pulverförmigen und flüssigen Eiweißaufbauprodukte, die vor einigen Jahren auf dem Markt erschienen, waren noch sogenannten Trockenmilchprodukten nachempfunden oder aus Bohnenfrüchten hergestellt. Im Verlaufe der Zeit versuchte man, den Eiweißanteil dieser Produkte mehr und mehr zu erhöhen, ohne indes auch die Löslichkeit zu verbessern und so für eine optimale Aufnahme im menschlichen Organismus vorzusorgen. So findet man auch heute noch sportlich gedachte, in der Werbung als »hochwertig« beschriebene Eiweißprodukte, die bei ihrer Vermischung mit Milch oder Wasser so stark klumpen, daß daraus ein direkter Hinweis auf deren schwere Verdaulichkeit abgeleitet werden kann. Einige Hersteller weisen auch darauf hin, daß es etwa 12 Stunden dauert, bis ihr Eiweißprodukt im Körper abgebaut ist. Sie bedenken jedoch nicht, daß damit gar nichts Positives gesagt wird. Vielmehr ist das eine Tatsache, die einer erfolgreichen Trainingsergänzung mit Nahrungskonzentraten eher im Wege steht.

Im Verlaufe der Zeit und der weiteren Forschungen über die für Sportler richtige Ernährung gelang es mehr und mehr, die langkettigen Eiweißmolekühle in Nahrungs-Hochkonzentraten »kurzkettiger« zu gestalten. Die Löslichkeit wurde dadurch besser und die Schnelligkeit der Aufnahme im Körper wesentlich höher. Durch diese Entwicklung gibt es heute sogenannte »altmodische« Eiweißstoffe und eine neue Gruppe von schnell resorbierbaren (aufnehmbaren) Produkten, die im Körper und für dessen Aufbau besser und schneller wirksam werden können.

Ein richtig durchgeführtes Training und eine korrekt betriebene Sportart erzeugt nämlich in der beteiligten Muskulatur einen erhöhten Durchblutungszustand, dem letztlich die Erfolge einer Sportart überhaupt zu verdanken sind. Diese Mehrdurchblutung kann das Zwanzigfache gegenüber dem Ruhezustand betragen und erstreckt sich mit abfallender Tendenz über einen Zeitraum von bis zu 6 Stunden. Mediziner und gesundheitsbewußte Laien wissen, daß es für alle Körpersysteme nichts Besseres gibt, als eine intensive Durchblutung. Auch in der Kosmetik ist dieser Faktor als positiv bekannt. Diese Mehrdurchblutung kann man zur Erzielung positiver Resultate dann am besten nutzen, wenn ein modernes, kurzkettiges Eiweißprodukt zur Verfügung steht. Nach der Einnahme eines solchen Produktes darf man sicher sein, daß seine Aufbaustoffe nicht erst in 12 Stunden, sondern oft mit 36fachem Tempo oder schneller in den Blutstrom gelangen und von hier aus an die trainierte Muskulatur herangetragen werden. Was während dieser Zeit durch ein vorangegangenes Training stärker durchblutet ist, erhält notgedrungen auch ein größeres Aufbau- und Nährstoffangebot. Eine gleiche Wirkung mit einem »12-Stunden-Eiweiß« vorauszusteuern, ist nahezu unmöglich und wenig praxisbezogen.

Die Welternährungsorganisation (FAO) hat eine Wertmarke geschaffen, die etwas über die Wirksamkeit und die Qualität von Eiweißkonzentraten aussagt. Es ist der sogenannte *NPU-Wert*. Ausgeschrieben bedeuten diese Buchstaben: *»Net Protein Utilization«*. Übersetzt heißt das: »Nettoumsetzung in Muskelmasse«. Der NPU-Wert setzt sich aus zwei wertvollen Daten zusammen, nämlich dem biologischen Verarbeitungswert und der Verdaulichkeit des Produktes.

Mit einer einfachen Methode läßt sich die Qualität auch ohne kompliziertes Laborgerät erahnen. Machen Sie dazu den sogenannten Schütteltest. Bringen Sie in einem Barshaker 2 Eßlöffel des Produktes mit 2 Tassen Wasser oder Milch zusammen. Schütteln Sie dann für etwa 10 Sekunden (nicht länger!) und gießen Sie den Inhalt des Shakers sofort danach in ein Glas. Dabei muß – wenn es sich um ein gutes und qualitativ hochwertiges Produkt handelt – ein Fertiggetränk mit der Konsistenz von Vanillesoße annähernd klumpenfrei in das Glas laufen. Selbstverständlich kann dieser Fertigmix auch dickflüssiger, cremiger oder breiiger sein.

Er darf jedoch niemals feste und unlösbare Klumpen enthalten. Wenn das nämlich der Fall ist, handelt es sich mit Sicherheit um ein schwer verdauliches Produkt, das der Körper nicht gut aufnehmen kann.

Produkte mit einem hohen NPU-Wert von 82 oder mehr haben darüber hinaus auch eine bessere Ergiebigkeit, eben weil sie vom Körper leichter aufnehmbar sind. Wenn bei schwer verdaulichen Eiweißprodukten eine Dosierung von 4 Eßlöffeln pro Einnahme vorgeschlagen wird, so können Sie bei allen hochwertigen Eiweißprodukten die Dosierung auf ungefähr die Hälfte herabsetzen, um den gleichen Erfolg zu erzielen.

Falsch ist es auf jeden Fall, sportlich wirksame Eiweißprodukte nach dem Geschmack zu beurteilen. Ein hochprozentiges Eiweißprodukt durch die Hinzusetzung von Geschmackstoffen zu verdünnen und dadurch gut schmekken zu lassen, ist keine große Leistung, geht jedoch auf Kosten der Konzentration. Werden hingegen künstliche (nicht schädliche!) Geschmackstoffe hinzugesetzt, so gelingt es, die hohe Konzentration beizubehalten. Es gibt heute gesunde Geschmackstoffe, die biologischen oder chemischen Ursprungs sind. Der Gesetzgeber hat jedoch in dieser Hinsicht strenge Vorschriften erlassen, die auf dem gesamten Lebensmittelsektor eingehalten werden müssen.

Verstecktes Unbehagen beim Verbraucher herrscht auch oft über die heimliche oder offene Frage, ob hochkonzentrierte Eiweißprodukte nicht doch irgendwo »Hormone«, schädliche Stimulanzien oder gar Dopingmittel enthalten. Hier muß deshalb einmal ganz entschieden festgestellt werden, daß ein Zusatz solcher Mittel zu Nahrungskonzentraten weder erlaubt noch praktiziert wird. Jeder Hersteller wird sich hüten, damit sein eigenes Grab zu schaufeln. Anabolika, Hormone oder anregende Chemikalien sind ohnehin nach der international gültigen Dopingliste der Sportverbände streng verboten und dürfen im freien Handel nicht angeboten und verkauft werden. Eine kritiklose und leichtfertige Anwendung kann schwerste gesundheitliche Schädigungen zur Folge haben und Zusätze oder Einzelprodukte dieser Art gehören auf jeden Fall in die Hand des verantwortungsbewußten Arztes, der bei bestimmten Krankheitsfällen oder bei Störungen des menschlichen Organismus damit heilen und lindern, jedoch niemals einen Sportler »aufbauen« wird.

Viele Hersteller von Nahrungskonzentraten gehen einen einfachen Weg, weil er billiger ist. Aus dem natürlichen Vorkommen von Eiweißgruppen in der Milch, die u. a. aus Albuminen, Globulinen und Kaseinen besteht, wird mit einem chemischen Verfahren nur ein einziger Stoff herausgelöst: das sogenannte Walzenkaseinat. Dadurch wird das hergestellte Eiweiß einwertig, während es bei entsprechender Herstellungsweise dreiwertig sein könnte, weil Albumine und Globuline die Kaseine ergänzen. Ein so gewonnenes Eiweiß ist etwas teurer, weil der technische Aufwand zu seiner Gewinnung besonders hoch ist. Jedoch kauft man damit bemerkenswerte Qualitätsunterschiede ein, die so groß sind, wie zwischen Weißbrot und Vollkornbrot.

Hersteller dieses hochwertigeren Eiweißes sind stolz auf ihr Erzeugnis und sprechen daher auch gern auf den Verpackungen und auf den Etiketten von Albuminen, Globulinen und Kaseinen. Tun sie es nicht, darf man sicher sein, ein bloßes Walzenkaseinat vorzufinden. Sportliche Nahrungskonzentrate mit der oben beschriebenen Dreiwertigkeit aus tierischen oder teilweise hochwertigen pflanzlichen Grundstoffen sind der menschlichen Biologie besser angemessen und biologisch wertvoller.

Letztlich soll noch behandelt werden, daß ein vollwertiges Eiweiß sich aus 18 Aminosäuren zusammensetzt. Minderwertigere Eiweiße sind daran zu erkennen, daß sie nur 8–17 Aminosäuren enthalten. Am vollständigen Gerüst der Zusammensetzung fehlt oft nur eine einzige wichtige Aminosäure. Ist zum Beispiel Tryptophan nicht enthalten, so nützen die übrigen vorhandenen Aminosäuren nicht mehr viel. Das Gerüst ist nicht vollständig und hat somit auch keine vollständige Wirkung.

Eiweiße mit wenigen Aminosäuren werden seit etwa 30 Jahren als sogenannte »Wurstfüllstoffe« der fleischverarbeitenden Industrie angeboten und hier auch in Fleisch- und Wurstwaren eingearbeitet. Dagegen ist nichts einzuwenden, weil die fehlenden Aminosäuren im Fleischprodukt selbst enthalten sind. Die Anreicherung mit Eiweißen bei Fleischprodukten führt sogar zu einer Erhöhung ihres Nährwertes. Wenn ein Hersteller von Wurstfüllstoffen jedoch dazu übergeht, seinem Eiweiß plötzlich einen sportlichen Anstrich zu geben und es nichtsahnenden Sportlern anzubieten, so hört der Spaß auf. Deshalb sollten Sie beim Einkauf einer neuen Eiweißmarke darauf achten, daß ein Aminogramm – also eine Aufstellung der vorhandenen Aminosäuren im Produkt – auf Verpackung und Etikett abgedruckt ist, und daß es sich dabei um mindestens 18 Aminosäuren handelt. Fehlt auch nur eine Aminosäure, so können Sie sicher sein, ein nicht mehr ganz so hochwertiges Produkt erhalten zu haben.

Diese 18 Aminsoäuren sind folgende: Lysin, Valin, Methionin, Isoleucin, Leucin, Phenylalanin, Tryptophan, Treonin, Histidin, Arginin, Cystin, Tyrosin, Alanin, Serin, Glutaminsäure, Asparaginsäure, Glycin und Prolin. Letzlich ist es vielleicht unnötig, noch darauf hinzuweisen, daß Eiweiß wissenschaftlich Protein genannt wird. Auch hier hat es schon viele Mißverständnisse gegeben, weil Proteine verlangt und Produkte mit dem Hinweis auf »Eiweiß« abgelehnt wurden.

Falsch ist es auch, anzunehmen, daß durch den bloßen Verzehr von Eiweiß-Nahrungskonzentraten bereits eine sportliche Veränderung im Sinne eines Substanzanbaues in der Muskulatur stattfindet. Vielmehr muß ein gezieltes Training der Muskulatur dazukommen, das bei hochwertigen Eiweißen kurz vor dessen Verzehr abgeschlossen sein muß. So ergibt sich (aber wiederum nur bei hochwertigen Eiweißkonzentraten) eine regelrechte Nährstofflenkmethode. Eine Mehrdurchblutung der Muskulatur läßt sich örtlich gezielt erzeugen und somit auch eine um den Faktor der Mehrdurchblutung gesteigerte Heranführung von Eiweißstoffen, die dann im Blutstrom vorhanden sind.

Kohlenhydrate – Leistungsträger

Die Kohlenhydrate stellen den am weitesten verbreiteten organischen Naturstoff dar. Es sind Verbindungen des Kohlenstoffs mit dem Wasser, also Hydrate. Es gibt eine Vielzahl gleichartiger Stoffe, die sich in ihrer Struktur jedoch beträchtlich voneinander unterscheiden können. Man teilt sie zunächst in einfache und zusammengesetzte Kohlenhydrate ein. Das wichtigste einfache Kohlenhydrat ist die Glukose (Traubenzucker). Zusammengesetzt mit dem Fruchtzucker, der sogenannten Fruktose, bildet sie den uns bekannten »Zucker«, den Rohrzucker oder Rübenzucker. In der Chemie werden alle einfachen und auch die nur aus wenigen Bausteinen zusammengesetzten Kohlenhydrate Zucker genannt. Die Glukose ist auch der Baustein der meisten zusammengesetzten Kohlenhydrate. Die einzelnen Glukosemoleküle können sich dabei in Form sehr langer Ketten und Verzweigungen und Querverbindungen zu großen Molekülen (Makromolekülen) zusammenlagern. Zu diesen Verbindungen gehört z. B. auch die Zellulose, die die wichtigste Gerüstsubstanz der Pflanzen darstellt. Die Zellulose hat jedoch für unsere Ernährung nur als Ballaststoff Bedeutung, da sie für den Menschen unverdaulich ist. Die Hauptmenge der verwertbaren Kohlenhydrate wird vorwiegend in Form von Stärke aufgenommen. Die vielen unterschiedlichen Stärkearten bestehen ebenfalls alle aus vielen Glukosebausteinen.

Im Organismus erfolgt die Spaltung dieser langen Ketten bis zur Glukose. Diese wird dann entweder sofort weiter energieliefernd gespalten oder in bestimmten Depots (Leber- und Muskelzelle) abgelagert. Im zweiten Falle wird aus der Glukose wieder körpereigene Stärke (Glykogen) neu aufgebaut und in dieser Form gespeichert. Glukose und

Glykogen sind die beiden wichtigsten Substanzen im körpereigenen Kohlenhydrat-Stoffwechsel. Durch komplizierte Regulationsmechanismen wird ständig ein bestimmter Gehalt des Blutes an Glukose eingestellt. Dies geschieht, indem entsprechende Mengen aus den Glykogenspeichern (vorwiegend der Leber) freigesetzt werden. Die Blutglukose ist die wichtigste energieliefernde Substanz für alle Körperzellen und der notwendige Brennstoff für die Erhaltung der Lebensprozesse überhaupt. Das Gehirn ist in dieser Hinsicht nahezu ausschließlich auf die Zufuhr von Glukose als Energiequelle angewiesen.

Schon lange ist bekannt, daß die Kohlenhydrate außerdem im Energiestoffwechsel des arbeitenden Muskels eine große Rolle spielen. Man glaubte ja sogar jahrzehntelang, daß sie die einzige Energiequelle unter Belastung überhaupt seien. Der leistungsbezogene Bodybuilder, der beabsichtigt, an einer Meisterschaft teilzunehmen, sieht sich einem Aufgabenbereich ausgesetzt, den wir in zwei Phasen einteilen: Aufbau von Muskelmasse und danach Erreichen größtmöglicher Muskelteilung. Beide Probleme sind zum überwiegenden Teil über Menge und Art der Kohlenhydratzufuhr zu lösen.

Betrachten wir Phase eins näher: Muskelmasse kann nur durch hartes und intensives Training erlangt werden. Dies bedingt eine relativ hohe Kohlenhydratzufuhr, um Trainingsenergie zur Verfügung zu haben. Die genaue Menge der zuzuführenden Kohlenhydrate richtet sich dabei nach individuellen körperlichen Voraussetzungen (Größe, Gewicht) und Trainingsbelastung (Intensität, Dauer). Jeder Bodybuilder muß durch Praxis seinen Kohlenhydratbedarf in der Aufbauphase selbst herausfinden. Wie jeder andere Leistungssporter kennt der erfahrene Hantelsportler bald sein bestes »Leistungsgewicht«. Objektive Gradmesser sind zudem Waage und Spiegel. Im allgemeinen kann man sagen, daß bei einem Leistungssportler, der regelmäßig trainiert, die Regulation der Energiebilanz durch natürliche Körperreaktionen wie z. B. Hungergefühle gesteuert wird.

Eine Diskrepanz tritt auf, wenn die Trainingsbelastung entgegen der Gewohnheit geringer wird, die Kohlenhydratzufuhr aber gleichbleibt. Dann ist die Energiebilanz gestört. Die Kohlenhydratzufuhr ist zu hoch, und das erste sichtbare Zeichen ist Fettansatz. Überschüssige Kohlenhydrate bei zu niedrigem Energieverbrauch werden sofort in Fett umgesetzt. Wird kaum körperliche Arbeit mehr verrichtet, treten die Folgeerscheinungen zutage, unter denen ein Drittel der Bevölkerung der Bundesrepublik zu leiden hat: Fettleibigkeit mit all ihren unangenehmen und gesundheitsschädlichen Folgen. Steht der Sportler hingegen unter einer zu hohen und intensiven Dauerbelastung, kann es umgekehrt ebenfalls zu Störungen in der Regulation der Energiebilanz kommen. Das Glykogendepot wird erschöpft, und es kommt zu Müdigkeit, oder sogar zu einer totalen Erschöpfung. Mit diesen Folgeerscheinungen haben vor allen Dingen Ausdauersportler wie Langstreckenläufer zu kämpfen. Der Bodybuilder, der hohes Leistungstraining absolviert, sollte bei jeder Gelegenheit Kohlenhydrate einnehmen, um den Ausgleich der Energiebilanz herbeizuführen.

Kommen wir zu Phase zwei: Dem Bodybuilder, der sich nach dem Muskelaufbau dann auf eine Meisterschaft vorbereitet, stellt sich die Aufgabe, sich an seine individuellen Grenzen heranzutasten. Die Fettschichten zwischen Haut und Muskulatur sollen verschwinden. Dafür muß eine drastische, aber kurzfristige Kohlenhydrateinschrankung auferlegt werden. Die Zufuhr kann bis zu nur 20 g am Tag reduziert werden. Gewarnt werden muß aber dringend vor einer total eingestellten Kohlenhydratzufuhr. Nach wissenschaftlichen Erkenntnissen mindert ein solches Verfahren die Körperleistung zu stark und kann sogar als gefährlich gelten, da beispielsweise Gehirn und Nervenzellen ihre Energie nur aus Glukose beziehen können. Weiterhin kann eine übertrieben eingeschränkte Kohlenhydratzufuhr Eiweißabbau zur Folge haben, da das Protein im Körper zur »Ersatz-Energiegewinnung« herangezogen wird. Die Folge ist Muskelabbau, und das ist wohl gerade der Vorgang, den der Bodybuilder unbedingt vermeiden muß.

Erfahrung und Timing spielen bei der richtigen Ernährung eine sehr große Rolle, denn jeder Körper reagiert verschieden. Optimale Ausgewogenheit zwischen Kohlenhydratzufuhr und Energieverbrauch, gepaart mit dem richtigen Zeitgefühl bis zum entscheidenden Tag der Wahl kann nur durch Beachtung der kleinsten Kleinigkeiten und Erfahrungen ertastet werden. Tägliches Notieren und Tagebuchführen über Essensgewohnheiten unter Berücksichtigung der Kohlenhydratzufuhr scheint unerläßlich. Dabei ist besonders auf die Einnahme der sogenannten versteckten Kohlenhydrate zu achten, die sich besonders in Brot, Nudeln, Linsen, Kuchen und Teigwaren verbergen. Stark kohlenhydrathaltig sind Zucker, Schokolade, Haferflocken, Obst, Kartoffeln, alle Süßwaren und süße Getränke. Viele alkoholische Getränke enthalten ebenfalls große Mengen von Kohlenhydraten. Letzte Forschungen haben ergeben, daß von allen Kohlenhydratträgern Honig und frisches Obst am unschädlichsten sind. Gemüse und dunkles Vollkornbrot sind ebenfalls erstklassige Kohlenhydratträger, da sie Ballaststoffe beinhalten. Bei Testpersonen, die zeitweise ihren Kohlenhydrathaushalt ausschließlich mit Honig und Obst versorgt hatten, nahm das in großer Menge schädliche Blutcholesterin enorm ab, erhöhte sich danach aber sprunghaft, als wieder Tafelzucker zugeführt wurde. Der gesundheitliche Aspekt sollte immer beim Aufstellen des Ernährungsplanes beachtet werden.

Ein abschließender Ratschlag: Notieren Sie täglich in Ihrem Trainingsbuch die Fett-, Eiweiß- und Kohlenhydrataufnahme, und vergessen Sie nicht die »Zwischendurchs«. Sie bekommen so eine bessere Übersicht über Ihre Essensgewohnheiten, können diese verbessern und aus dem Notierten rekonstruieren, wo ein eventuell gemachter Fehler stecken könnte. Es ist viel Wahres dran, wenn erfahrene Athleten immer wieder behaupten, die richtige Ernährung mache 70 bis 80 Prozent des Trainingserfolges aus!

»Sind Vitamine für kurze körperliche Hochleistungen wichtig? Ja. Und sie beeinflussen ebenso die Ausdauer, weil sie an der Umsetzung von Nahrung in Energie beteiligt sind. Vitamine selbst enthalten jedoch keine Energie. Bei ausgewogener Ernährung erhält der Körper im allgemeinen die notwendigen Vitamine. Tabletten bringen keine zusätzliche Energie; zuviel Vitamin A und D kann sogar schädlich sein.«

Unter der Überschrift »Legenden und Fakten zum Thema Fitness« erschien in der April 1980-Ausgabe von DAS BESTE ein Artikel, der versuchte, mit verschiedenen Darlegungen und falschen Vorstellungen aufzuräumen. Obiger Passus über das Thema Vitamine brachte in Kurzform das Wesentliche daraus.

Es sollen noch einige Passagen mehr aus anerkannten Sportmedizinbüchern zitiert werden, die dem Hochleistungssportler zu denken geben müßten.

»Der Bedarf eines Sportlers an Vitamin B 1 ist um das vier- bis sechsfache höher als beim normalen Menschen . . . Die Verabreichung von Vitaminpräparaten ist sinnvoll.« (Sportmedizin v. H. Schoberth).

»Auch der Bedarf an Vitamin C ist im harten Training gesteigert . . . Schäden durch eine Überdosierung von Vitamin C sind bisher nicht bekannt . . . Es ist auch die Zufuhr von Vitaminpräparaten, die sehr große Mengen von Ascorbinsäure enthalten, zu empfehlen« (Quelle wie oben).

»Ein strapazierter Sportler verbraucht täglich etwa 3000 bis 6000 Kalorien. Sie allein würden die optimale Leistung nicht aufbringen können, wenn der Vitaminbedarf nicht gedeckt ist.« (Die Gesundheit des Sportlers v. E. Deuser).

». . . Vitamine sind für den Stoffwechsel und für das Wachstum notwendig . . .« (Lehrbuch der Medizinischen Physiologie v. W. F. Ganong).

»Vitamin E ist unerläßlich zur Muskelbildung« (Blueprint for the Bodybuilder v. V. Gironda).

»Wenn von Vitamin B 15 Gebrauch gemacht wurde, nahm die Milchsäure um weniger als die Hälfte zu, und die Ruderer ermüdeten weniger schnell« (Energiediät v. Dr. R. C. Atkins).

Man könnte die Reihe solcher Auszüge beliebig fortsetzen und damit allein die klaren Vorteile einer Vitamineinnahme darlegen. Gegenstimmen gibt es natürlich auch. Sie behaupten, daß bei einer Nahrungsaufnahme, wie sie der Sportler benötigt um seinen Kalorienbedarf zu decken, der Vitaminbedarf genügend ausgeglichen sei. Eine gefährliche Annahme, denn bei der heutigen Art der Nahrungsmittelherstellung werden unübersehbare Mengen an Vitaminen und Mineralien eliminiert. Der verbleibende Gehalt ist teilweise äußerst gering und bedarf einer Aufbesserung durch Vitaminpräparate.

Der Begriff »Vitamine« wird wie folgt definiert: Lebenswichtige, dem Körper von außen zugeführte, zumeist in Pflanzen gebildete Wirkstoffe, zum Wachstum und Bestand der Organismen notwendig. Pflanzen und primitive Organismen sind also in der Lage, aus den Elementen Kohlenstoff, Stickstoff, Sauerstoff, den Mineralstoffen die lebensnotwendigen Substanzen mit Hilfe von Energiequellen aufzubauen. Höhere Organismen haben diese Fähigkeit verloren.

Lebensnotwendig heißt also, daß wir von einer Vitaminversorgung abhängig sind. Ist die Vitaminversorgung gestört und werden nur ungenügende Mengen an Vitaminen dem Körper zugeführt, treten spezifische Mangelkrankheiten auf. Man spricht bei einer Vitaminunterversorgung von einer Hypovitaminose. Fehlt ein Vitamin vollkommen, besteht eine Avitaminose.

Zu den Krankheiten, die durch Fehlen einzelner Vitamine entstehen können, gehört die Skorbut (bei Vitamin C-Mangel), unter der in früheren Zeiten die Seefahrer litten, da ihre Versorgung mit Obst und Gemüse bei langen Reisen problematisch war. Auch Krankheiten wie Rachitis oder Nachtblindheit entstehen durch Vitaminmangel. Daß es für den Hochleistungssportler und den Bodybuilder von besonders großem Nachteil sein kann, wenn eine Vitaminunterversorgung auftritt, ist nicht zu widerlegen. Vitamine haben nun einmal die Aufgabe, den intermediären Stoffwechsel der Eiweißstoffe, Fette und Kohlenhydrate zu regeln. Daß durch eine erhöhte Einnahme spezifischer Vitamine Erfolge in Form von Leistungszuwachs und Muskelwachstum zu erreichen ist, ist mittlerweile auch empirisch erwiesen. Bei der Beschreibung der einzelnen Vitamin- und Mineralarten werden wir speziell darauf eingehen, welche Mengen für einen Normalmenschen unabdingbar sind. Des weiteren werden wir besprechen, welche speziellen Vitamine und Mineralien Leistungssteigerungen und Muskelzuwachs versprechen. Für letzteres Thema stellt die Festlegung der einzunehmenden Quantität eine nicht leichte Aufgabe dar, da der Bedarf individuell äußerst verschieden ist. Er ist abhängig von den Anlagen, den Ernährungsgewohnheiten und der Trainingsbelastung, um nur einige Kriterien zu nennen. Bevor wir uns dann mit der Einteilung der Vitamine befassen, wollen wir untersuchen, wodurch es zu einer Vitaminunterversorgung und daraus resultierend zu »Vitaminkrankheiten« kommen kann.

In erster Linie ist ein Vitaminmangel ernährungsbedingt zu begründen. Einseitige Ernährung führt dem Körper nicht alle notwendigen Vitamine zu und ist tunlichst zu vermeiden. Ernährt sich beispielsweise der Mensch nur mit Teigwaren und künstlichen Aromastoffen, fehlen ihm die so lebensnotwendigen Vitamine, die im Obst und Gemüse enthalten sind. Es kommt langfristig zu einem Vitaminmangel und folglich zu Stoffwechselstörungen, die wiederum Krankheiten zur Folge haben.

Aber nicht nur einseitige Ernährung ist der Grund für eine Hypovitaminose. Die Nahrungsmittel werden heute enorm durch Konservierungsstoffe und durch Eliminieren der lebenswichtigen Bestandteile, durch das eine größere Schmackhaftigkeit – die ja verkaufsfördernd ist – erreicht wird, in ihrem Vitamin- und Mineralgehalt herabgesetzt.

Denken wir nur an die »Verfeinerung« des Brotes. Der Mineralbestand der Erde und die Kraft der Sonne lassen das Weizenkorn entstehen. Der Vitamin- und Mineralgehalt ist enorm. Lassen wir die Geschichte sprechen: Die römischen Legionen waren berühmt und gefürchtet wegen ihrer Kampfkraft. Tagelange Märsche hatten sie mit voller Ausrüstung, die durch Panzerung und Kampfgeräte ja nicht gerade leicht war, zu bewältigen. Was war die Ursache ihrer enormen Kondition? Alle römischen Legionäre bekamen einen Tagesbedarf an Weizenkörnern zugeteilt – unverfälschten Weizen, den sie in Wasser aufquillen ließen. Die Ration war nicht groß, aber der Erfolg sprach für sich. Was passiert heute mit dem Naturprodukt Weizen? Es wird ausgebleicht und ausgemahlen, damit das daraus zu bakkende Brot schmackhaft wird, leicht zu kauen ist und ein gutes Aussehen erhält.

Der Vitamin- und Mineralgehalt ist bis auf wenige Prozente heruntergedrückt worden. Daß durch solche Lebensmittelmanipulationen im Körper Vitaminmangel entstehen kann, ist die Folge. Übrigens wollen wir uns später damit befassen, wie wir für unseren Bedarf den vollen Gehalt an Vitaminen und Mineralien des Weizenkorns erhalten und zunutze machen können, die Verfahrensweise und die frappierenden Ergebnisse sind selbst für erfahrene Bodybuildingexperten unbekannt und überraschend.

Weiter im Thema Vitaminmangel, der auch dadurch entstehen kann, daß der Körper unter gewissen Umständen einen erhöhten Vitaminbedarf haben kann. Auftreten kann ein erhöhter Vitaminbedarf im Säuglings- und im Kindesalter, während der Schwangerschaft, im Alter und – wie schon erwähnt – beim Sportler. Eine Vitaminunterversorgung ist in diesen Fällen besonders gefährdend. Beim Sportler äußert sich dies an erster Stelle durch Leistungsabfall. Vitaminmangel kann auch krankheitsbedingt sein. Der Vollständigkeit halber wollen wir auch dieses Problem kurz umreißen. Bei Leberkrankheiten ist die Speicherfähigkeit der Vitamine A, E, B 6, B 12 und Niacin gemindert, eine volle Funktion der Vitamine ist also nicht mehr gewährleistet. Eine krankhafte Veränderung der Darmflora hemmt die Vitaminsynthese, ebenso kann eine langfristige Behandlung mit Medikamenten die Vitaminversorgung herabmindern.

Da wir uns später mit den Mineralien und anderen flankierenden Maßnahmen auf dem Ernährungssektor zur Leistungserhöhung und Muskelbildung befassen werden, fassen wir erst einmal die Vitamine zusammen. Ihre Unterteilung geschieht in den meisten Fällen nach den Löslichkeitseigenschaften. Wir unterscheiden:

1. Vitamine, die in Fetten respektive in Fettlösungsmitteln löslich sind. Dies sind die Vitamine A, D, E und K. Sie können nur bei ungestörter Fettresorption in ausreichendem Maße aufgenommen werden. Nebenbei erwähnt: diese Vitamine sind hauptsächlich in fettreichen Nahrungsmitteln vorhanden.
2. Wasserlösliche Vitamine. Es sind dies die Vitamine B 1, B 2, B 6, B 12, C und H. Diese Vitamine sind in Wasser löslich.

Die »Kleine Nährwerttabelle« der Deutschen Gesellschaft für Ernährung e. V. kann Ihnen bei der Analyse der einzelnen Nahrungsmittel ebenfalls wichtige Hinweise auf den Vitamingehalt geben. Die Benutzung einer Nährwerttabelle für die Zusammenstellung des Nahrungsfahrplans des Hochleistungssportlers und Bodybuilders sowie für den Menschen, der sich gesund und optimal ernähren will, ist überhaupt eine wichtige Quelle, die man viel öfter zu Rate ziehen sollte.

IV. Sportmedizinische Aspekte des Hanteltrainings

(Dr. med. Bernd Dörr*)

Der Begriff Hanteltraining wurde früher gleichgesetzt mit Schwerathletik; damit verband sich gleichzeitig das Bild von muskelbepackten Männern, die Ungetüme von Eisenstangen oder -kugeln nach oben wuchteten. Für den nicht Schwerathletik treibenden Sportler oder gar in der Medizin war Hanteltraining verpönt.

Seit etwa 15 Jahren erkannte jedoch eine zunehmende Zahl von Trainern, Athleten und Ärzten, daß die allgemeine und spezielle Schulung der Muskelkraft und des Bewegungs- und Haltungsapparates eine wertvolle – heute nicht mehr wegzudenkende – Hilfe des sportartspezifischen Trainings darstellt. Darüber hinaus findet das Hanteltraining in den letzten Jahren zunehmend Eingang im rehabilitativen Training nach Sportverletzungen bzw. Operationen.

In diesem Beitrag soll aufgezeigt werden, inwieweit Hanteltraining gesundheitsdienlich ist, welche Gefahren und Verletzungsmöglichkeiten bestehen und was man tun kann, etwaigen Verletzungen bzw. Schäden vorzubeugen.

Der Sportmediziner Dr. F. Beuker aus der DDR beschäftigte sich 1971 mit den Verletzungen nach Hanteltraining. Er untersuchte insbesondere die Frage, inwieweit das Training mit Hanteln zu Sportschäden bzw. -verletzungen führt. Bei Durchsicht der Literatur und aufgrund eigener Untersuchungen kam er zu dem Ergebnis, daß technisch exakt ausgeführtes Krafttraining – unter Voraussetzung eines gesunden Organismus – nicht zwangsläufig zu Schäden am Bewegungsapparat führt.

* Seit 1975 Verbandsarzt des Bundesverbandes Deutscher Gewichtheber. Dieser Aufsatz ist die überarbeitete Fassung eines Artikels in *Sport & Training*, 7/1980.

Diese Aussage stützt sich auf die Untersuchung von 254 Hochleistungsgewichthebern sowie 2000 Spitzensportlern anderer Bereiche. Schwerwiegende Verletzungen fanden sich bei Gewichthebern selten, viel häufiger dagegen in anderen Sportarten durch falsches Kraft- oder Hanteltraining. Zu ähnlichen Ergebnissen kamen andere Untersucher, u. a. 1976 Prof. Dr. K. Steinbruck der orthopädischen Klinik der Universität Heidelberg. Prof. Steinbrück wundert sich vor allen Dingen über die geringe Anzahl von Beschwerden und Verletzungen an der Wirbelsäule, vor allem wenn bekannt ist, daß ein 50 Kilo schweres Gewicht in Nullstellung (aufrechter Haltung) bereits einen Druck von 90 Kilopond, in 90° (rechtwinkliger Vorwärtsneigung) gar einen Druck von 720 Kilopond (!) auf die 5. Lendenbandscheibe ausübt. Dieses ist um so erstaunlicher, wenn man bedenkt, daß man schnell mit mehr als 50 Kilo trainiert: Der Gewichtheber Rolf Milser stellte 1979 mit 222,5 Kilo einen Weltrekord im Stoßen auf.

Welches ist nun die Voraussetzung, daß die Wirbelsäule solche Belastungen schadlos übersteht? An erster Stelle ist die exakte Technik zu nennen, das heißt die Notwendigkeit der Flachhaltung der Wirbelsäule. Der Rücken sollte also bei allen Übungen gerade gehalten werden, denn beim Rundrücken wird die Belastung annähernd verdoppelt. An zweiter Stelle ist die Ausbildung eines entsprechenden Muskelkorsetts zu nennen, nicht nur der Rückenstrecker, sondern auch der gesamten Rumpfmuskulatur. Die gut ausgebildete Rückenmuskulatur – insbesondere der Anteil, der sich unmittelbar neben und hinter der Wirbelsäule befindet – umschließt und fixiert bei Anspannung nahezu schraubstockartig die einzelnen Wirbelkörper bzw. deren Fortsätze.

Die kräftige Bauchmuskulatur hat eine doppelte Funktion: Da zwischen dem vorderen Anteil des Brustkorbs und des Beckens keine knöcherne Verbindung besteht, fixiert und stabilisiert sie allein den Rumpf gegenüber der Wirbelsäule. So verwundert es nicht, daß neuere Untersucher für den Bandscheibenapparat bei axialer Nullstellung (aufrechter Haltung) nichts befürchten, solange primäre Anomalien, wie stärkerer Hohl-Rundrücken, Wirbelaufbaustörungen, starke Skoliosen (seitliche Verkrümmung der Wirbelsäule) usw. ausgeschlossen sind.

Daraus ergeben sich Ansatzpunkte für den therapeutischen Einsatz des Krafttrainings bei bestimmten Wirbelsäulenbeschwerden, oft hervorgerufen durch einseitige Belastung bei gleichzeitig zu schwach ausgebildeter Bauchmuskulatur oder bei zu schwacher Muskulatur insgesamt: denn je schwächer die Muskulatur, desto größer die Belastung des Knochen- und Bandapparates!

Eine instabile Wirbelsäule mit daraus resultierenden Beschwerden sollte nicht primär mit einem Stützkorsett aus Fremdmaterial versorgt werden. Vielmehr sollte versucht werden, das körpereigene Stützkorsett – sprich Muskulatur – zu stärken, um damit eine Stabilisierung der Beschwerden zu erzielen. Denn wenn ich einen Körperteil über einen längeren Zeitraum ruhigstelle und entlaste, kommt es zwangsläufig zu einer weiteren Schwächung der Muskulatur, so daß ich zukünftig ohne Stützkorsett und Bandagen nicht leben kann. Leider wird dieser Zusammenhang heute noch – auch von vielen Ärzten – nicht richtig gedeutet.

Ähnliche Erfahrungen haben sich bei Schulterverletzungen ergeben, insbesondere bei der Nachbehandlung der Schulterluxationen (Auskugelungen). Je stärker die Schultermuskulatur ausgebildet ist, desto besser ist sie geschützt vor Verrenkungen.

Im Rahmen eines Hanteltrainings wird nicht nur die Muskulatur trainiert und gestärkt, sondern es kommt unter anderem auf dem Weg über die bessere Blutversorgung zu einer stabileren Band- und Knochenführung; allerdings verlaufen diese Anpassungvorgänge langsamer. Letzterer Aspekt muß vor allem beim Krafttraining der Beine berücksichtigt werden, denn der Schwerpunkt der Verletzungshäufigkeit liegt im Bereich der Kniegelenke. Das haben meine siebenjährigen Erfahrungen in der Betreuung von

Hochleistungsgewichthebern in Übereinstimmung mit andern Untersuchern gezeigt.

Am häufigsten finden sich Knorpelschäden – vowiegend der Kniescheibenrückfläche – sowie Sehnenansatzentzündungen bzw. -überlastungen. Diese Verletzungen treten besonders häufig auf bei Fehlstellungen der Beine wie ausgeprägten X- oder O-Beinen bzw. zu klein oder fehlerhaft angelegten Kniescheiben. Zudem sind methodische Fehler beim Hanteltraining verbreitet: zu schnelle Ausführung der Kniebeugen, »Reinfallenlassen« in die Hocke, häufiges Abfangen im »Halbstand«. Kniebeugen sollten langsam und konzentriert durchgeführt werden, Sprünge mit einer Hantel im Nacken bzw. sogenannte Halbkniebeugen sollten Sie gar nicht ins Trainingsprogramm aufnehmen. Letztere sind besonders problematisch, da der Anpressdruck der Kniescheibe an die Oberschenkelrolle beim rechtwinklig gebeugten Knie am größten ist.

Im Gegensatz zur Muskulatur, die sich dank besserer Durchblutung – und damit besserer Versorgung mit »Brennstoff« – rascher den wachsenden Belastungen anpassen kann, zählen Knorpel und Sehnen zum langsam wachsenden Gewebe, da sie zum Teil nur durch Diffusion – also auf indirektem Weg – ernährt werden. Demzufolge dauert die Anpassung länger. Wenn man seine Trainingsintensität vorsichtig und langsam – zweckmäßigerweise mit wechselnder Belastung – steigert, kommt es gleichzeitig neben dem erwünschten Muskelkraftzuwachs zu einer besseren Belastbarkeit von Knorpel, Sehnen und Kapselbandapparat.

Wie bei allen Trainingsformen und Sportarten gibt es auch beim Hanteltraining Muskelhärten, -zerrungen und -risse. Die häufigsten Ursachen dieser Verletzungen sind:

1. Belastung ohne genügendes vorheriges allgemeines und spezielles Aufwärmen;
2. örtliche Unterkühlung aufgrund unzureichender und ungeeigneter Trainingskleidung;
3. Unterkühlung durch Durchzug im Trainingsraum;

4. erneute Maximalbelastung am Ende des Trainings, nachdem der Muskel bereits ermüdet war;
5. Übertraining durch Fehleinschätzung der bereits gegebenen Trainingsbelastung;
6. Fehleinschätzung der Leistungsfähigkeit des Neulings im Bodybuilding;
7. Belastung während einer Infektionskrankheit oder einer nicht genügend langen Erholungspause im Anschluß an eine Krankheit;
7. Wiederaufnahme des Trainings nach einer längeren Trainingspause, ohne die veränderten Möglichkeiten zu berücksichtigen.

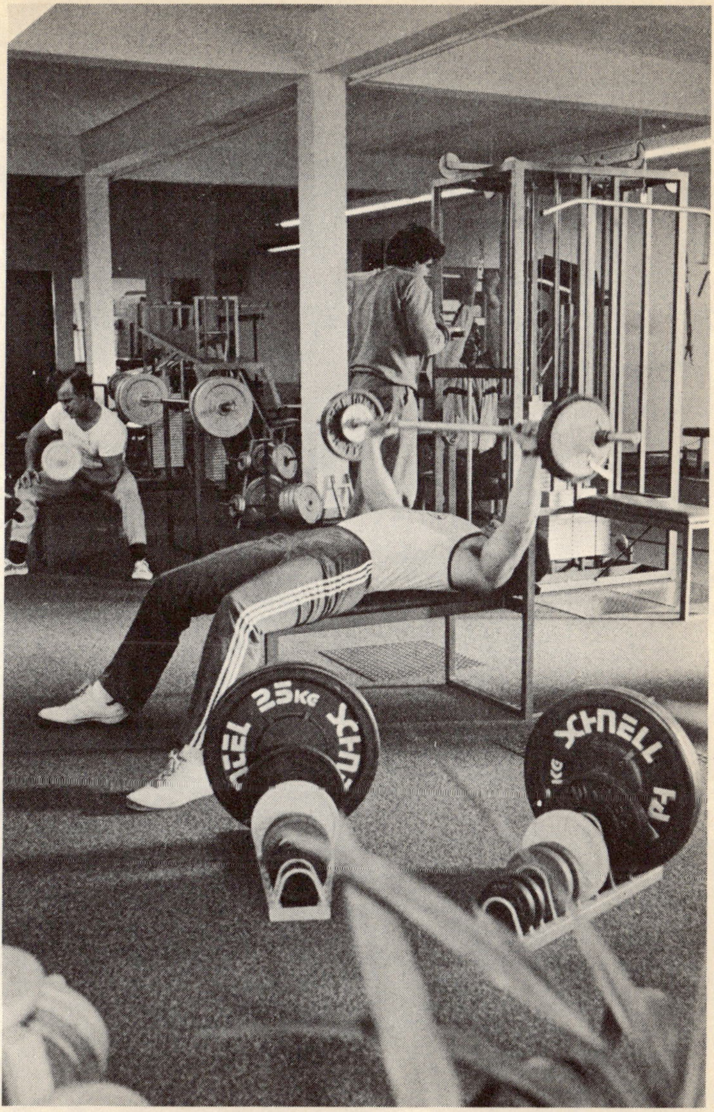

Blick in ein modernes Sportstudio: Athletik-Fit, Bergisch Gladbach

V. Trainingsteil für Männer

Erklärung der Symbole:

 **Benötigte Geräte**

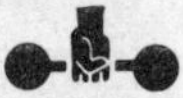 **Beanspruchte Muskeln**

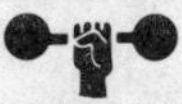 **Ausführung der Übung**

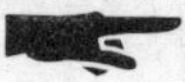 **Bemerkungen und Ratschläge**

Training der Bauchmuskulatur

Die Bauchmuskulatur ist eines der größten Sorgenkinder. Leider wird sie häufig beim Training vernachlässigt, obwohl sie zu den wichtigsten Muskelgruppen des Körpers zählt. Sie ist an fast allen Bewegungen des Rumpfes beteiligt, außer beim Aufrichten des Oberkörpers aus der Vorbeuge. Diese Bewegung wird von den Gegenspielern der Bauchmuskeln, den Rückenmuskeln, wahrgenommen. Die Bauchmuskulatur setzt sich aus den geraden Bauchmuskeln (Rectus), dem äußeren schrägen Bauchmuskel (Obliquus) und dem äußeren Bauchmuskel (Transversus) auf jeder Seite zusammen. Diese großen Muskeln verdecken in den tieferen Regionen noch einige kleinere, die hier jedoch von untergeordneter Bedeutung sind. Der auffälligste Muskel aus dieser Gruppe ist der Gerade Bauchmuskel, der – wenn er trainiert und nicht (mehr) von einer Fettschicht bedeckt ist – ein waschbrettartiges Aussehen hat.

Die Bauchmuskeln werden beim Tennis, Squash, Handball und allen verwandten Sportarten sehr beansprucht, da sie die Beuge- und Drehbewegungen des Körpers vornehmen. Eine zu schwache Entwicklung dieser Muskulatur ist der Grund vieler Sportverletzungen in diesem Bereich. Einen weiteren – nicht zu verachtenden – Einfluß übt die Bauchmuskulatur auf die inneren Organe aus. Da Sie bei den nachfolgenden Übungen die Bauchmuskeln spannen, wird der gesamte Bauchraum zusammengedrückt und damit der Darm in seiner Tätigkeit angeregt. Sie werden merken, daß die beschriebenen Übungen Verdauungsbeschwerden sehr günstig beeinflussen und Sie bei einem regelmäßigen Bauchtraining auf die Einnahme von Abführmitteln verzichten können. Außerdem hat die Bauchmuskulatur die Aufgabe, die Wirbelsäule zu stabilisieren und Haltungsschäden vorzubeugen.

Einige Übungen aus dem Bauch-Programm sollten Sie in jedes Training einbauen. Die beschriebenen Übungen stellen eine kleine, aber wichtige Auswahl aus den Möglichkeiten des Bauchmuskeltrainings dar. Da beim Bauchmuskeltraining viele Muskeln angesprochen werden, eignen sie sich gut zum allgemeinen Aufwärmen vor dem eigentlichen Training.

Im Gegensatz zu den anderen Übungen im Hanteltraining, bei denen Sie in der Regel 10–12, später 8 Wiederholungen in jedem Satz machen, sollten Sie die Wiederholungszahl im Bauchmuskeltraining auf 20–30 festlegen. Für den Anfang genügen jedoch 12–15 Wiederholungen und 3 Sätze bei jeder Übung. Wenn sich die Muskeln an das Training gewöhnt haben und der Muskelkater überwunden ist, sollten Sie an jedem Trainingstag 3–4 verschiedene Übungen mit 20–30 Wiederholungen aus dem Bauchprogramm machen, so daß Sie auf 20–25 Trainingssätze für diese Muskelgruppe kommen. Diese Anzahl ist völlig ausreichend, um Ihnen zu einer kräftigen Bauchmuskulatur zu verhelfen.

Wenn Ihnen nach einigen Monaten die Belastung der Muskeln nicht mehr ausreicht, können Sie z. B. bei den

Sit-ups eine 5 oder 10 Kilo schwere Hantelscheibe mit beiden Händen fest im Nacken halten und die Übung mit diesem erhöhten Widerstand machen. Sie können auch ein Paar Eisenschuhe – sie wiegen ca. 5 Kilo das Paar und werden über den Trainingsschuhen getragen – kaufen, und diese z. B. beim Beinheben anziehen. Seien Sie aber beim Gebrauch von Eisenschuhen vorsichtig, wenn Ihnen ein Eisenschuh mit Schwung vor das Schienbein knallt, kann es zu bösen Verletzungen kommen.

In erster Linie ist aber die Anzahl der Wiederholungen entscheidend. Erst wenn Sie die Technik beherrschen und Ihnen die Wiederholungen auch im letzten Satz zu leicht erscheinen, sollten Sie mit einer Hantelscheibe oder Eisenschuhen das Training forcieren.

Um bei den Sit-ups auch die seitlichen Bauchmuskeln stärker zu beanspruchen, drehen Sie den Oberkörper beim Aufrichten, so daß sich die rechte Schulter parallel zum Oberkörper befindet. Bei der nächsten Wiederholung drehen Sie den Oberkörper zur anderen Seite, so daß sich diesmal die linke Schulter parallel zu den Oberschenkeln befindet. Sie können auch den Oberkörper beim Herablassen drehen, so daß Sie den Boden oder die Bank bei jeder Wiederholung fast mit den Schultern berühren.

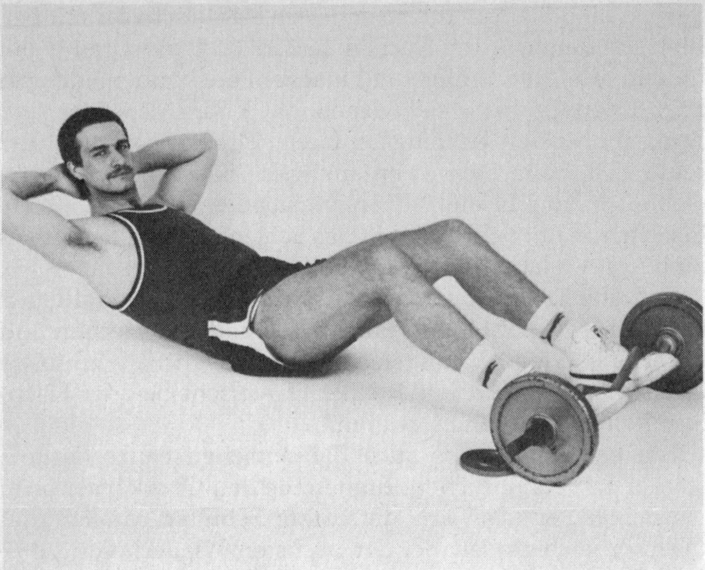

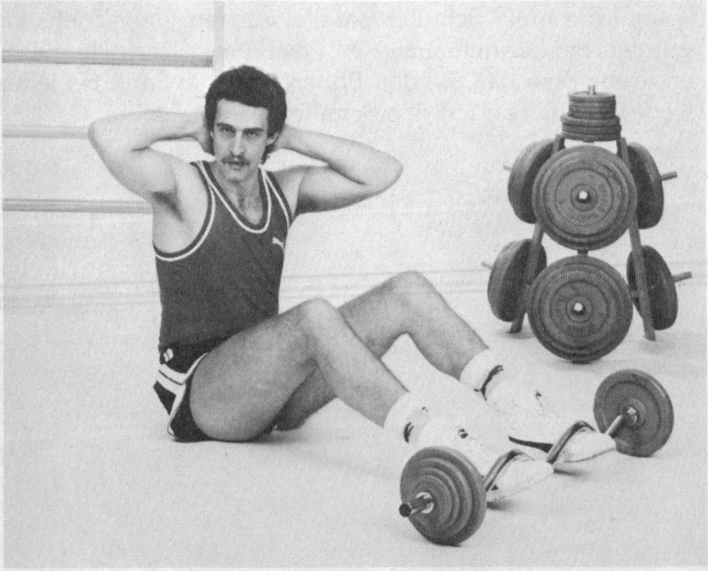

1. *Sit-ups (Aufsetzen)*

Eine Langhantel oder ein ähnliches Requisit, um den Füßen Halt zu geben.

Die Mittelpartie der Bauchmuskulatur.

Setzen Sie sich auf den Boden und gehen Sie mit den Füßen unter die Hantelstange. Winkeln Sie die Beine leicht an, legen Sie die Hände hinter den Kopf und gehen Sie mit dem Oberkörper langsam nach hinten, ohne mit dem Rücken den Boden zu berühren. Stoppen Sie einige cm über dem Boden und bringen Sie den Oberkörper wieder in die Ausgangsstellung.

Sie sollten die Beine immer anwinkeln, da die Ausführung der Übung mit gestreckten Beinen den Rücken falsch belastet und zu Verletzungen führen kann. Strecken Sie auch nicht den Rücken völlig gerade, sondern machen Sie einen ›Katzenbuckel‹. Vermeiden Sie schnelle, ruckartige Bewegungen, da auch diese ein Verletzungsrisiko darstellen.

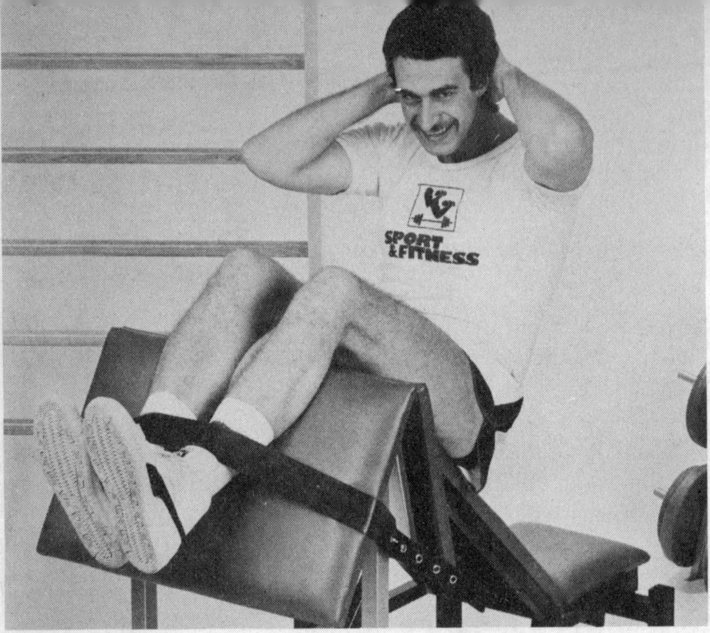
SPORT
&FITNESS

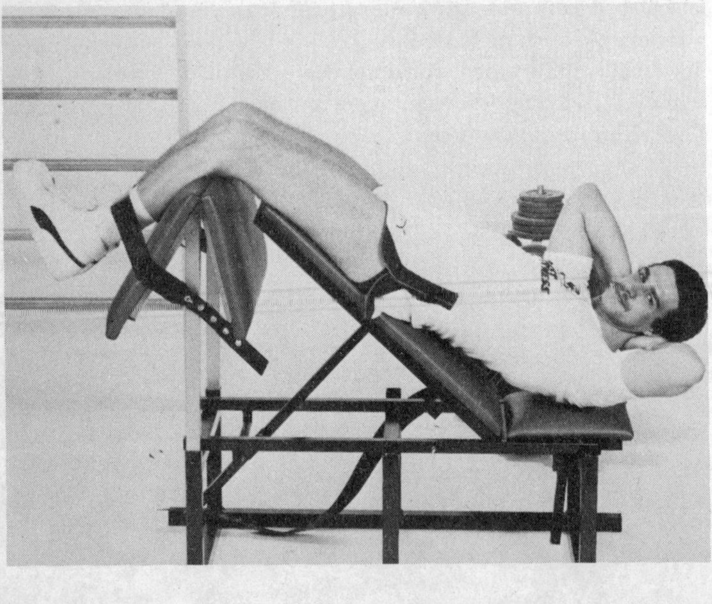

2. Sit-ups auf der Trainingsbank oder dem Bauchmuskelbrett

Eine Trainingsbank mit der entsprechenden Verstellmöglichkeit oder ein Bauchmuskelbrett.
Die Mittelpartie der Bauchmuskeln.

Stellen Sie die Sitzfläche der Trainingsbank auf einen Winkel von ca. 45°, so daß das Ende des Sitzteils mit dem eingesteckten Curlteil abschließt. Stecken Sie die Füße durch die Lederschlaufe und verschränken Sie die Arme hinter dem Kopf. Lassen Sie nun den Oberkörper langsam nach hinten herab und richten Sie ihn wieder auf.

Sie sollten einen leichten Rundrücken machen und schnelle ruckartige Bewegungen vermeiden. Machen Sie am Anfang 3 Sätze mit 12–15 Wiederholungen und steigern Sie bis auf 4–5 Sätze mit 20–30 Wiederholungen. Das Aufrichten auf der schrägen Ebene beansprucht die Bauchmuskeln stärker und gibt ihnen einen hervorragenden Trainingsreiz.

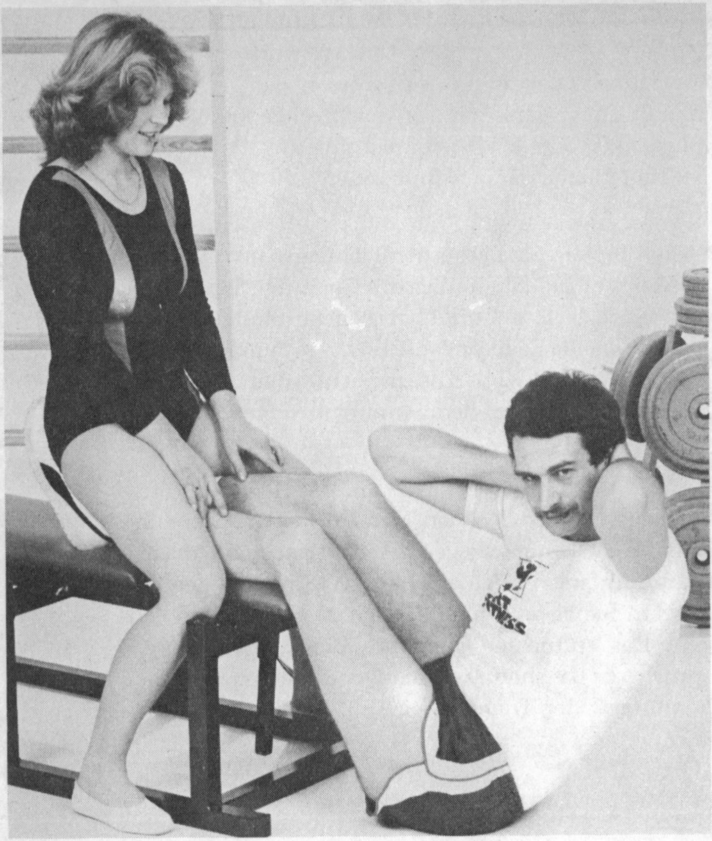

3. Sit-ups als Partnerübung

Eine Möglichkeit die Beine so hochzulegen, daß sich Ihr Partner auf Ihre Unterschenkel setzen kann (z. B. eine Flachbank).

Die obere und mittlere Partie der Bauchmuskeln.

Legen Sie sich auf den Rücken. Winkeln Sie die Beine an und legen Sie die Unterschenkel auf die Bank. Um Ihnen ein Gegengewicht zu geben, setzt sich Ihr Partner auf die Unterschenkel. Verschränken Sie die Arme hinter dem Kopf, neigen Sie Ihren Oberkörper langsam nach hinten und richten Sie ihn wieder auf.

Legen Sie sich ein Kissen auf die Unterschenkel, auf das sich Ihr Partner setzen kann. Machen Sie 3 Sätze mit 12–15 Wiederholungen. Wechseln Sie sich nach jedem Satz mit Ihrem Partner ab. Achten Sie auf langsame und korrekte Wiederholungen.

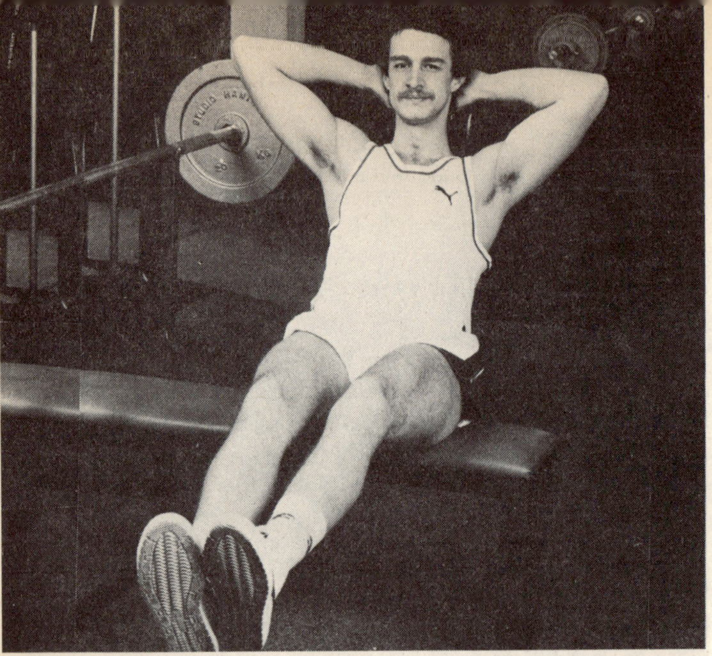

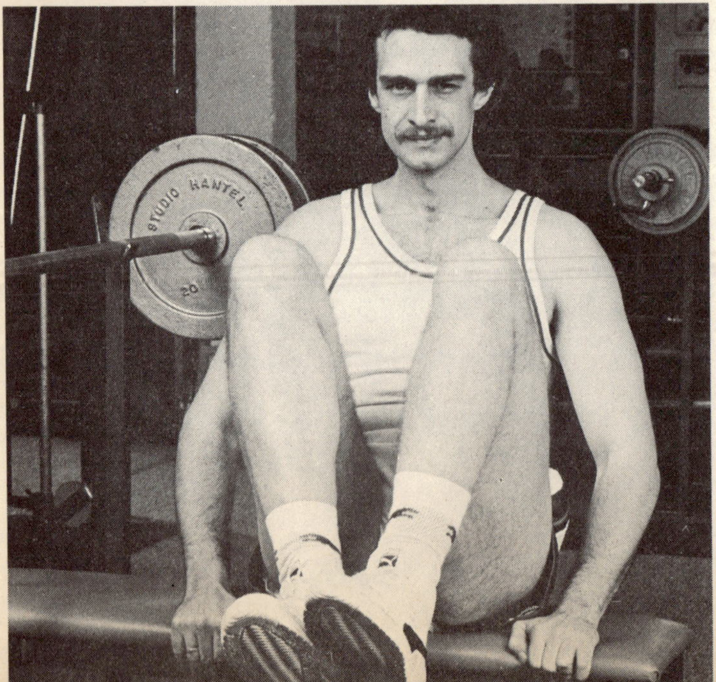
STUDIO HANTEL
20

4. Beinanziehen auf der Bank sitzend

Eine Flachbank oder ein feststehender Stuhl.

Die untere und mittlere Partie der Bauchmuskeln.

Setzen Sie sich auf die Bank oder den Stuhl und verschränken Sie die Arme hinter dem Kopf. Nun heben Sie die Beine vom Boden, strecken sie, winkeln sie anschließend an und führen die Knie zu den Schultern. Strecken Sie die Beine wieder gerade nach vorne und winkeln Sie sie wieder an.

Diese Übung erfordert am Anfang etwas Balanciervermögen. Halten Sie sich deshalb am besten mit beiden Händen an der Seitenkante der Bank fest. Erst wenn Sie mit der Technik der Übung vertraut sind, können Sie die Arme hinter dem Kopf verschränken. Für den Anfang reichen 10–12 Wiederholungen und 3 Sätze, die später auf 20–30 Wiederholungen und 4–5 Sätze gesteigert werden. Sie können diese Übung später durch die Ausführung mit Eisenschuhen erschweren.

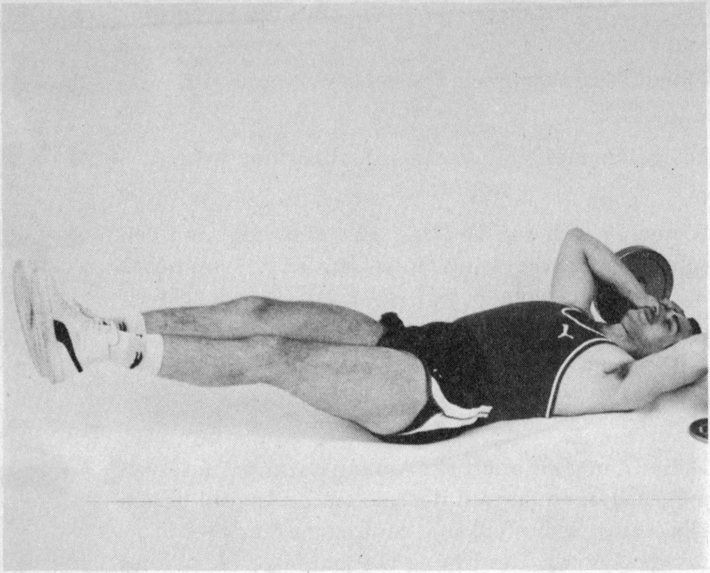

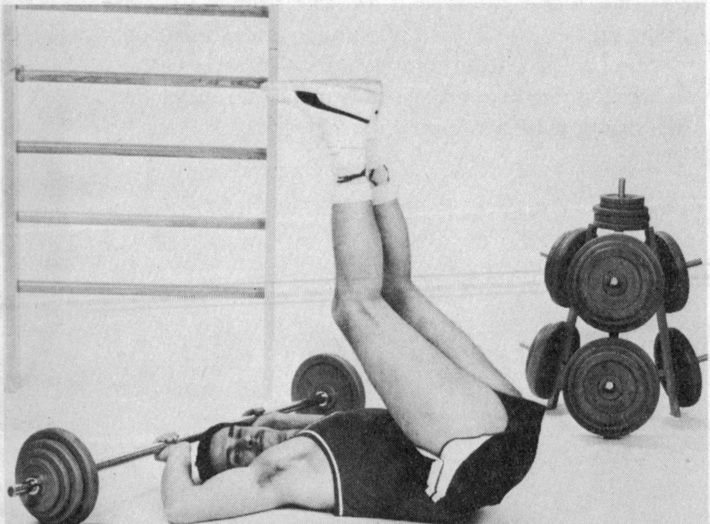

5. Beinheben

Eine Langhantel.

Die untere und mittlere Partie der Bauchmuskeln.

Legen Sie sich auf den Rücken und halten Sie sich mit beiden Händen an der Langhantelstange fest. Heben Sie nun langsam die Beine, bis diese sich in einer Senkrechten zum Körper befinden. Lassen Sie die Beine langsam wieder herab, ohne den Boden dabei zu berühren, und heben Sie die Beine wieder an.

Sichern Sie die Langhantel mit zwei kleinen Hantelscheiben gegen Wegrollen, um ein Verletzungsrisiko auszuschalten. Nach einigen Monaten Training können Sie Ihren Trainingspartner bitten, Ihre Beine mit Schwung nach unten zu schubsen. Fangen Sie die Beine einige Zentimeter über dem Boden ab, bringen Sie sie wieder nach oben und lassen Sie sie wieder von Ihrem Partner nach unten schubsen. Wenn Sie keinen Trainingspartner haben, können Sie diese Übung auch durch Tragen von Eisenschuhen erschweren. Machen Sie für den Anfang 3 Sätze mit 12–15 Wiederholungen und steigern Sie auf 4–5 Sätze mit 20–30 Wiederholungen.

Training der Hüftmuskulatur

Die Hüftmuskeln umgeben das Becken, bewegen den Körper im Becken und heben bzw. senken die Beine zur Seite und nach vorne. Das Hüftgelenk wird von ein- und zweigelenkigen Muskeln umgeben. Eingelenkige Muskeln nennt man die Muskeln, die sich von einem Knochen zum anderen ziehen, dabei ein Gelenk überspringen und nur eine Funktion ausüben. Zweigelenkige Muskeln überspringen zwei Gelenke, können also mehrere Funktionen ausüben.

Für das gerade Anheben des Beines – also das Beugen im Hüftgelenk – zeichnen der Lenden-Darmbeinmuskel (Musculus rectus femoris) – der einen Teil des großen Quadriceps (Oberschenkelmuskel) darstellt – verantwortlich. Um das Bein wieder herunterzudrücken und nach hinten durchzuschwingen, werden der Große Gesäßmuskel (Musculus glutaeus maximus) und der Zweiköpfige Schenkelmuskel (Musculus biceps femoris) benötigt.

Die Muskeln, die das Bein seitwärts anheben, befinden sich auf der Außenseite des Beckens: der mittlere Gesäßmuskel (Musculus glutaeus medius) und der Schenkelbindenspanner (Musculus tensor fasciae latae). Die Muskeln auf der Innenseite des Beckens, der Lange Schenkelanzieher (Musculus adductor longus) und der große Schenkelmuskel (Musculus adductor magnus), werden beansprucht, wenn das seitwärts gehobene Bein wieder zum Körper gezogen wird.

Wir unterteilen die Hüftmuskeln in die Streckmuskeln (die das Bein gerade nach hinten aus dem Hüftgelenk strecken), die Beugemuskeln (die das Bein gerade nach vorne heben und somit im Hüftgelenk beugen), die Abduktoren (die das Bein seitwärts nach oben heben) und die Adduktoren (die das seitwärts gestreckte Bein wieder an den Körper heranführen).

In der Hüftregion findet man häufig Ansammlungen von Fettgewebe oder die sogenannte ›Orangenhaut‹ auf den Oberschenkeln, die sich als äußerst hartnäckig erweisen und sehr schwer zu entfernen sind. Das regelmäßige Training der Hüftmuskulatur hilft nicht nur, das Fettgewebe zu reduzieren und die Haut zu straffen, sondern beeinflußt auch die Beweglichkeit in dieser Region positiv.

Das Training der Hüftmuskulatur hilft Ihnen, das Fettgewebe dieser Region abzubauen und die Beweglichkeit des Hüftgelenkes zu steigern. Zuerst beschreibe ich vier Übungen, die Sie ohne spezielle Hilfsmittel ausführen können. Sie benötigen lediglich einen Stuhl oder eine entsprechende Möglichkeit, an der Sie sich abstützen können. Stellen Sie für alle Übungen das Standbein auf ein dickes Buch, so daß Sie mit dem Trainingsbein frei durchschwingen können. Wenn Sie ein Heimstudio haben oder im Studio trainieren, können Sie sich an einer Bank abstützen und das Standbein auf eine dicke Hantelscheibe stellen. Wenn Ihnen die Übungen später zu leicht erscheinen, können Sie sie mit Eisenschuhen ausführen.

1. *Streckmuskelübung*

Stellen Sie sich mit dem Gesicht zum Stuhl und stützen Sie sich mit gestreckten Armen auf der Sitzfläche ab, so daß sich Ihr Oberkörper in der Vorbeuge befindet. Stellen Sie sich mit einem Fuß auf die Hantelscheibe, damit das Trainingsbein frei schwingen kann. Strecken Sie das Trainingsbein gerade nach hinten, so daß Ihr Körper ein T bildet. Trainingsbein und Oberkörper stellen den oberen T-Strich dar, das Standbein bildet den T-Strich nach unten. Für 20 Auf- und Abwärtsbewegungen sollten Sie 30–40 Sekunden benötigen. Machen Sie für jedes Bein 30–50 Wiederholungen und am Anfang 3 Sätze. Je nach Trainingsstand können Sie auf bis zu 5 Sätze steigern.

2. *Beugemuskelübung*

Stellen Sie sich mit dem Rücken zum Stuhl. Halten Sie sich mit geradem Oberkörper und gestreckten Armen an der Hantelablage des Stuhls fest. Stellen Sie das Standbein wieder auf die Hantelscheibe und beugen Sie nun das Trainingsbein aus dem Hüftgelenk so weit wie möglich nach oben. Halten Sie das Trainingsbein gestreckt und führen Sie es wieder nach unten. Wiederholungszeit, -frequenz und Anzahl der Sätze wie bei Übung 1.

3. *Übung für die Abduktoren*

Die Abduktoren heben das Bein seitwärts nach oben. Stellen Sie sich seitwärts zum Stuhl und halten Sie sich an der Hantelablage fest. Stellen Sie sich wieder mit dem Standbein auf die Hantelscheibe und strecken Sie das Trainingsbein seitwärts so weit wie möglich vom Körper weg. Nun schwingen Sie mit dem Trainingsbein wieder in die Ausgangsstellung und strecken es wieder seitwärts vom Körper weg. Wiederholungszeit, -frequenz und Anzahl der Sätze wie bei Übung 1.

4. *Übung für die Adduktoren*

Die Adduktoren führen das seitwärts nach oben gestreckte Bein wieder an den Körper. Nehmen Sie die gleiche Ausgangsposition wie bei Übung 2 ein. Winkeln Sie das Trainingsbein im Kniegelenk an, ziehen Sie es nach oben zum Körper und versuchen Sie die Fußsohle so hoch wie möglich auf die Vorderseite des Standbeinoberschenkels zu legen. Strecken Sie anschließend das Trainingsbein schräg nach vorn – vom Oberschenkel weg – und winkeln Sie es wieder an. Machen Sie am Anfang für jedes Bein 3 Sätze mit 30–50 Wiederholungen. Später auf 5–8 Sätze mit 30–50 Wiederholungen steigern.

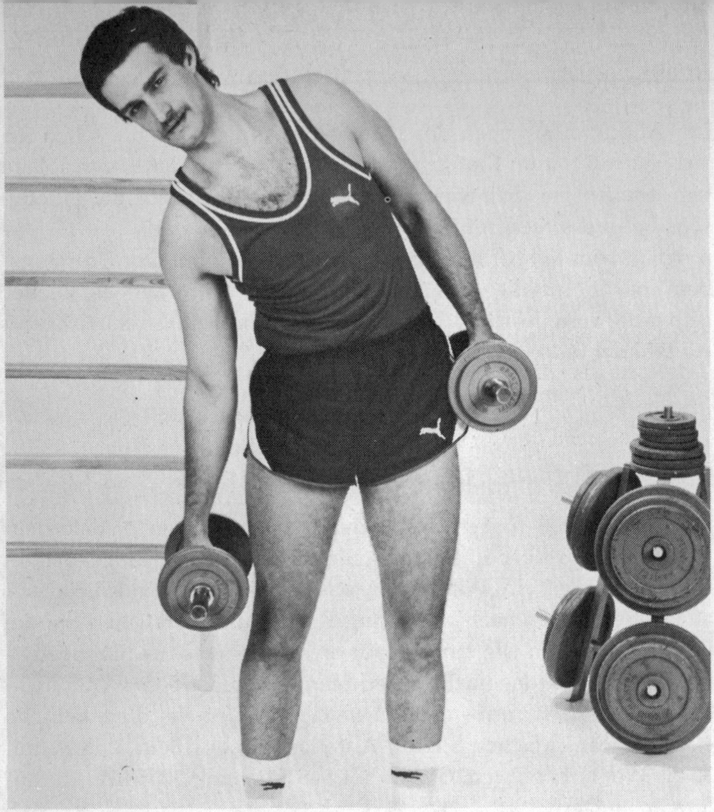

5. Seitbeugen mit 2 Kurzhanteln

2 Kurzhanteln.

Der äußere Obliquusmuskel, der den Körper im Becken dreht und beugt.

Nehmen Sie in jede Hand eine Kurzhantel. Stellen Sie sich gerade hin und lassen die Arme seitwärts, gerade am Körper herunterhängen. Beugen Sie den Oberkörper so weit wie möglich zur einen Seite und anschlie-

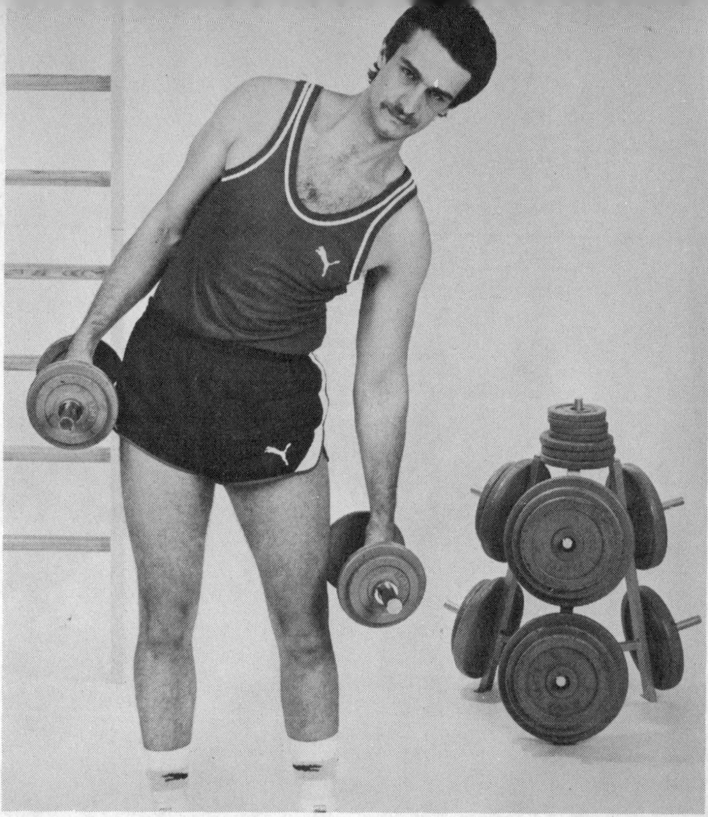

ßend ohne Pause so weit wie möglich zur anderen Seite.

Am Anfang sollten Sie für jede Seite 15–20 Wiederholungen und 3 Sätze machen. Später können Sie das Gewicht der Kurzhanteln erhöhen und pro Seite auf 30–40 Wiederholungen und 5 Sätze steigern. Es ist nicht erforderlich, die Übung mit möglichst schweren Kurzhanteln auszuführen. Wählen Sie eine Belastung von ca. 12–15 Kilo pro Kurzhantel, so daß Sie die Übung korrekt ausführen können.

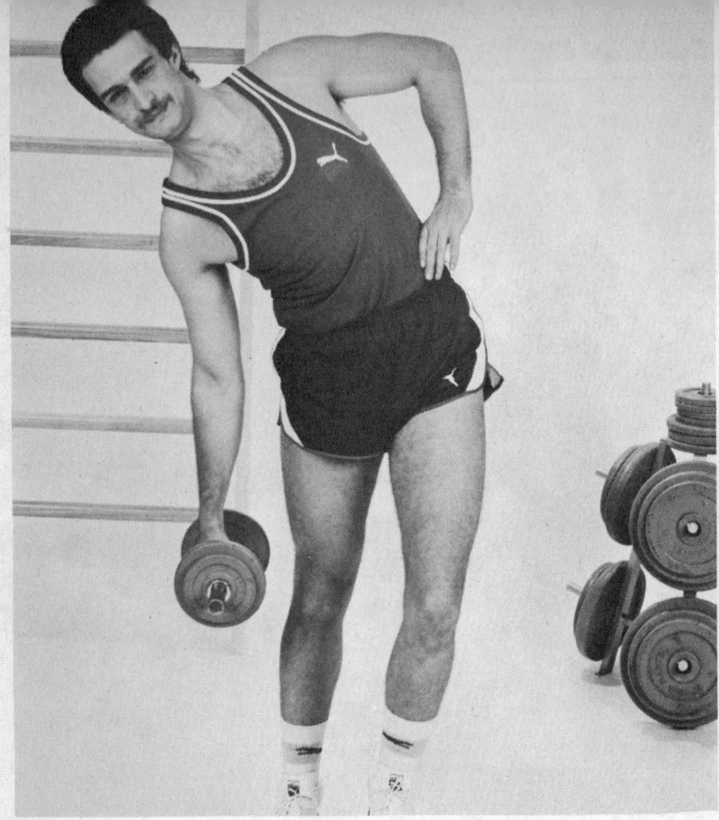

6. Seitbeugen mit einer Kurzhantel

Eine Kurzhantel.

Der äußere Obliquusmuskel.

Stellen Sie sich gerade hin und nehmen Sie eine Kurzhantel in die Hand. Lassen Sie den Arm mit der Kurzhantel gerade am Körper herunterhängen und winkeln Sie den anderen Arm an, um sich damit an der Hüfte abzustützen. Indem Sie die Kurzhantel gerade am Kör-

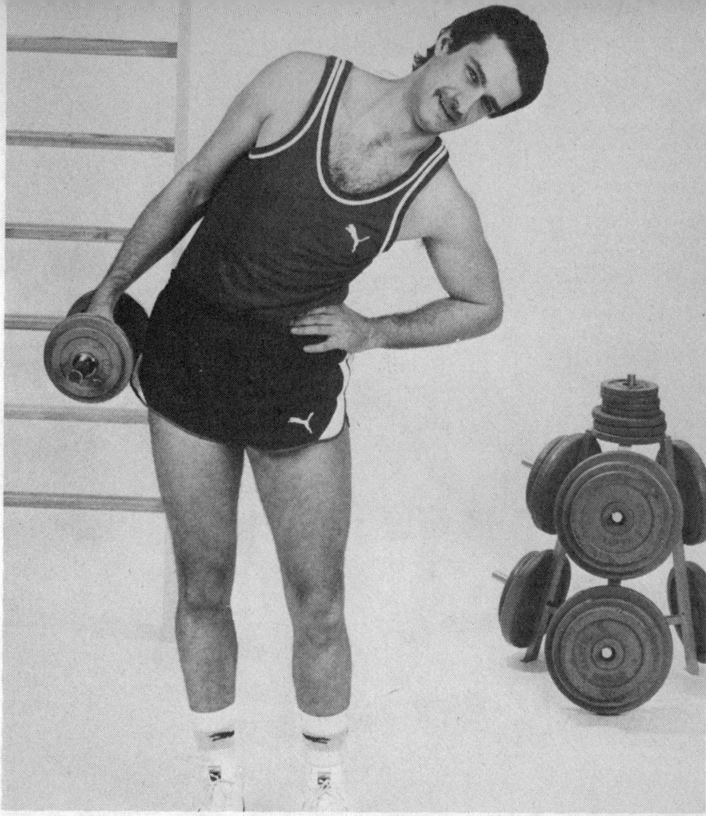

per hochziehen, beugen Sie den Oberkörper zur einen Seite so weit wie möglich herab und ziehen Sie sie wieder hoch.

Machen Sie die gleiche Anzahl von Wiederholungen und Sätzen wie in der vorgenannten Übung. Führen Sie die Wiederholungen langsam und konzentriert aus und nehmen Sie nach jedem Satz die Hantel in die andere Hand.

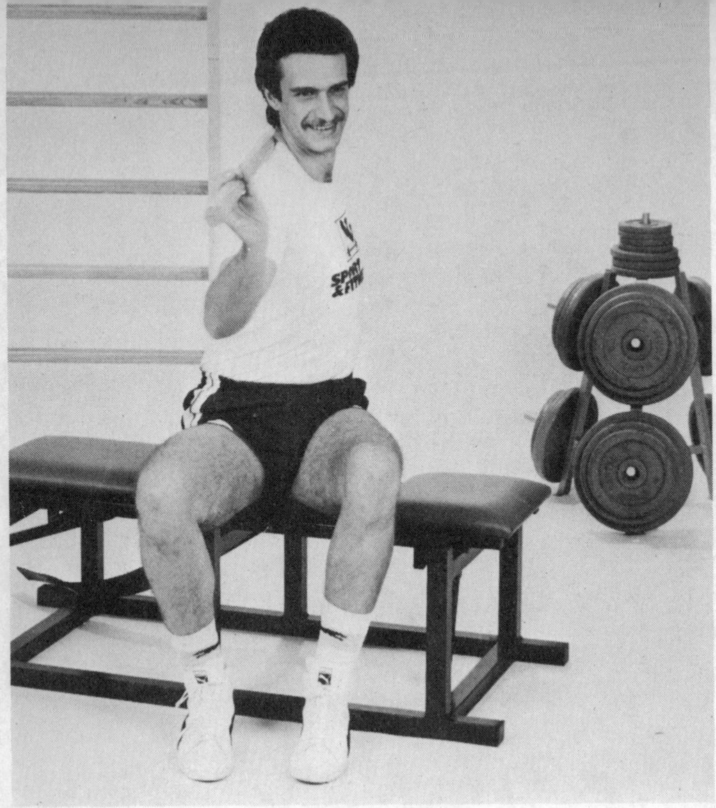

7. *Stockdrehen*

Ein ca. 160 cm langer Stock und eine Bank oder ein Hocker.

Der äußere Obliquusmuskel und die vorderen Bauchmuskeln.

Setzen Sie sich auf die Bank. Fassen Sie den Stock mit leicht angewinkelten Armen und halten Sie ihn fest im Nacken. Drehen Sie sich nach jeder Seite und führen

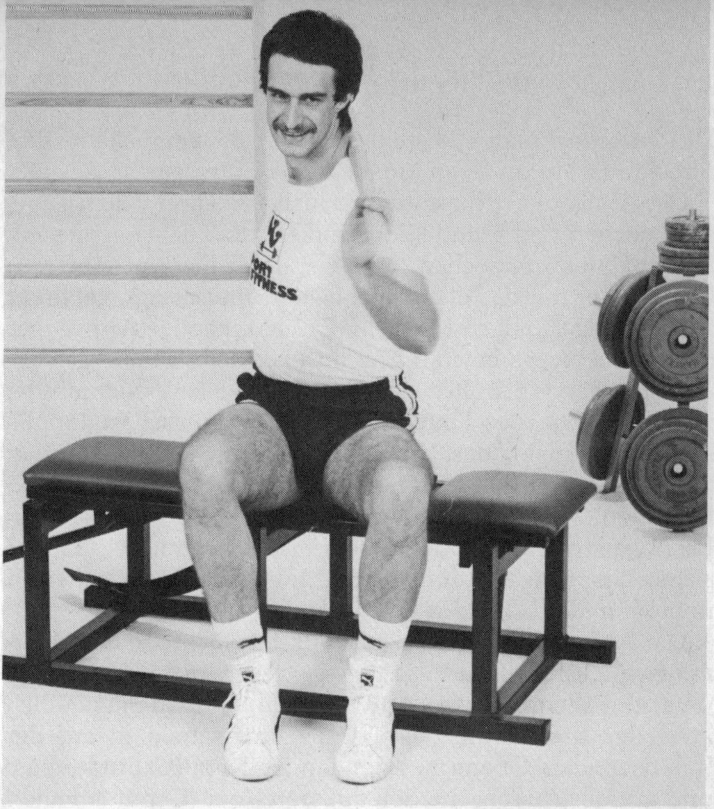

Sie diese Drehung so weit aus, bis sich der Stock parallel zu den Oberschenkeln befindet.

Bei dieser Übung kommt es auf die Schnelligkeit und die hohe Anzahl der Wiederholungen an. Machen Sie deshalb zwischen den einzelnen Drehbewegungen keine Pause. Da Sie sich bei dieser Übung leicht verzählen können, ist die Benutzung einer Uhr ratsam. Beginnen Sie mit ca. 2–3 Minuten und steigern Sie die Trainingszeit auf bis zu 10 Minuten. Den Stock durch eine schwere Hantelstange zu ersetzen, ist wegen des Verletzungsrisikos nicht zu empfehlen.

Die Armmuskulatur besteht aus den Beugemuskeln, den Streckmuskeln und den Muskeln des Unterarmes.

Der Armbeuger (Musculus brachialis) entspringt dem Oberarmknochen und mündet kurz hinter dem Ellenbogengelenk in den Unterarmknochen, so daß er den Unterarm anbeugen kann. Da er nur das Ellenbogengelenk überspringt, gehört er zu den eingelenkigen Muskeln. Der zweiköpfige Armbeuger (Musculus biceps brachii) beginnt über dem Schultergelenk, überspannt das Schulter- und Ellenbogengelenk und mündet in die Speiche des Unterarmes. Dieser Muskel ist für die Drehbewegungen des Unterarmes verantwortlich. Darüber hinaus beugt er den Unterarm im Ellenbogengelenk an und hebt den Arm im Schultergelenk. Der dritte Muskel im Ellenbogengelenk ist der Oberarmspeichenmuskel. Er hat seinen Ursprung am unteren Ende des Oberarmknochens und mündet in der Nähe des Handgelenkes an der Speiche.

Der Armstrecker (Triceps) ist auf der Rückseite des Oberarmes angesiedelt und wichtigster Gegenspieler der Beugemuskeln. Wenn Sie den Arm strecken, können Sie deutlich zwei der drei Köpfe des Triceps unterscheiden: auf der Innenseite des Oberarmes den langen Kopf (Caput longus) und auf der Außenseite den äußeren Kopf (Caput laterale). Neben seiner Streckfunktion im Ellenbogengelenk wird der lange Kopf auch beim Herabziehen des Oberarmes angesprochen, da er seinen Ursprung im Schulterblatt hat und somit zu den zweigelenkigen Muskeln zählt. Der äußere und der innere Kopf (Caput mediale) – den Sie nicht ertasten können – sind eingelenkige Muskeln, die Sie bei jeder Streckbewegung im Ellenbogengelenk trainieren.

Auf der Innenseite des Unterarmes befinden sich der lange radiale Handstrecker (Flexor carpi ulnaris), der die Hand streckt, und der lange Handbeuger (Palmaris longus), der die Hand beugt. Auf der Außenseite des Unterarmes ist noch der Fingerstrecker (Extensor digitorum) zu nennen.

Die Übungen 1 bis 6 sind für das Training der Bicepsmuskeln bestimmt. Bei allen Anbeugeübungen mit der Langhantel oder der SZ-Stange fassen Sie die Hantelstange im Untergriff (d. h. mit den Innenflächen der Hand zum Körper) und wählen eine Griffweite, die der Breite Ihrer Schultern entspricht. Die Curl-Übungen eignen sich auch für das Training der Unterarme, indem Sie die Hantel im Obergriff (d. h. die Außenfläche der Hand zeigt zum Körper) ebenfalls schulterbreit fassen. Bemühen Sie sich bei den Biceps-Übungen, den Oberarm ruhig am Körper zu halten und die Anbeugebewegung nur aus dem Ellenbogengelenk zu machen. Alle Übungen sollten langsam und konzentriert ausgeführt werden. Rechnen Sie für das Anbeugen der Hantel ca. 2 Sekunden, für das Herablassen der Hantel die doppelte Zeit – also ca. 4 Sekunden – ein. Damit erreichen Sie den größtmöglichen Wachstumsreiz für den Muskel. Um ein übermäßiges Dickenwachstum des Biceps und die damit verbundene Einschränkung im Ellenbogengelenk zu vermeiden, sollten Sie bei allen Anbeugeübungen den vollen Bewegungsradius des Ellenbogengelenks ausnutzen.

Bei den Triceps-Übungen (Übungen 7 bis 11) versuchen Sie zuerst mit einem leichten Gewicht, den exakten Bewegungsablauf zu erlernen. Das Gewicht steigern Sie erst dann, wenn Sie nicht mehr über den Ablauf der Übung nachdenken müssen. Fangen Sie mit höchstens 3 Sätzen und 10–12 Wiederholungen an und steigern Sie nach 3 Monaten auf 4–5 Sätze und 8 Wiederholungen. Erst dann hat sich der Muskel an die Belastung angepaßt und ist das Verletzungsrisiko gering.

Obwohl die Muskulatur der Unterarme bei jedem Training beansprucht wird, sollte das spezielle Training der Unterarme (Übungen 12 und 13) nicht vernachlässigt werden. Denken Sie aber daran, daß sich die Bänder und Sehnen des Handgelenkes nicht so schnell kräftigen, wie die Muskulatur der Unterarme. Um Verletzungen in dieser Region zu vermeiden, wählen Sie das Gewicht der Hantel nicht zu schwer.

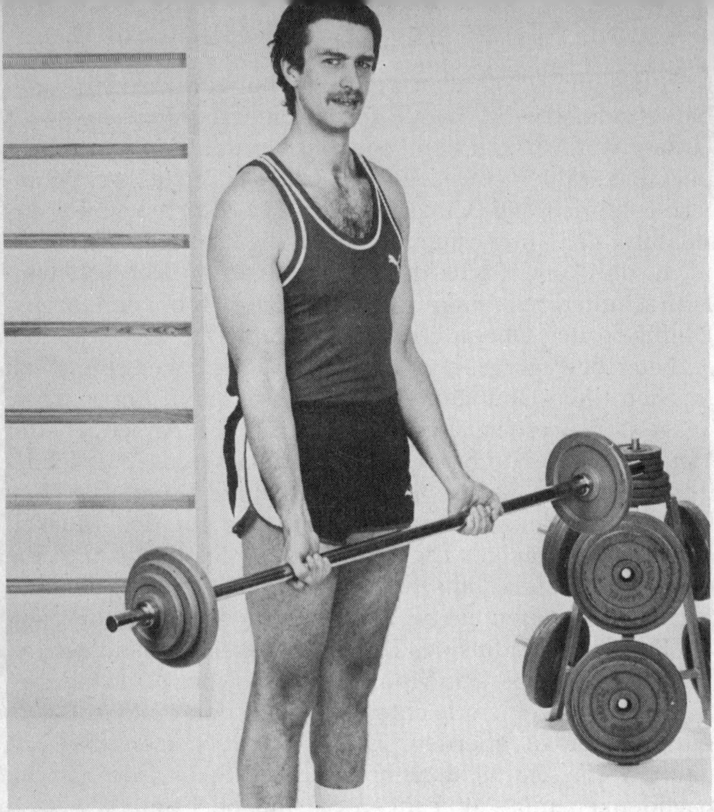

1. Anbeugen mit der Langhantel

Eine Langhantel.

Die Beugemuskulatur des Armes.

Fassen Sie die Langhantel im Untergriff und lassen Sie die Arme gestreckt herunterhängen, so daß die Hantelstange fast die Oberschenkel berührt. Beugen Sie die Unterarme an und heben Sie die Hantel bis an die

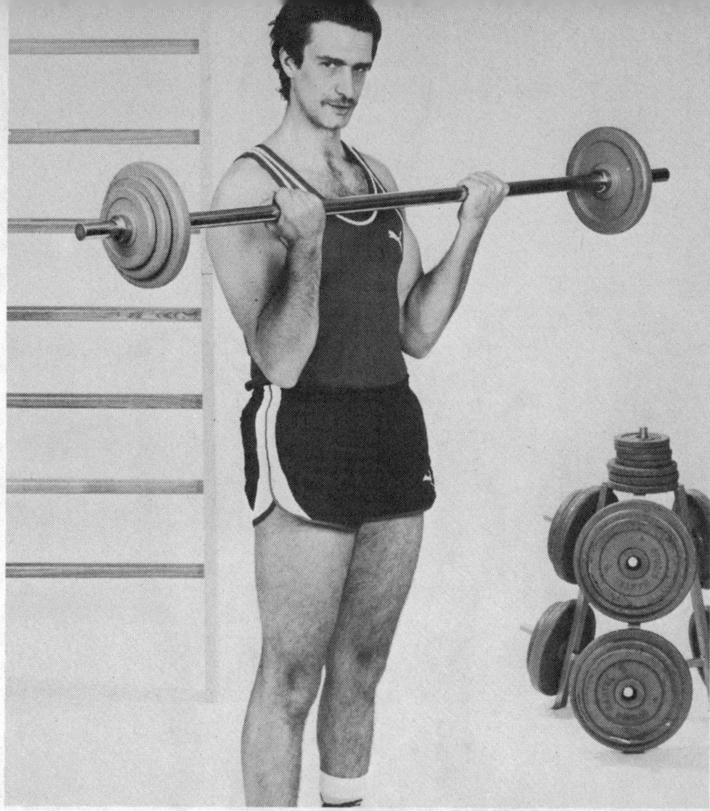

Schultern. Lassen Sie die Hantel langsam in die Ausgangsstellung herab und beugen sie wieder an.

Die Einatmung erfolgt beim Herablassen der Hantel im letzten Drittel der Bewegung. Die Hantel darf nicht mit Schwung nach oben gewuchtet werden. Lassen Sie die Oberarme am Körper und beugen Sie nur aus dem Ellenbogengelenk an. Als Anfänger machen Sie 2–3 Sätze mit 10–12 Wiederholungen, später können Sie auf 4–5 Sätze mit 8 Wiederholungen steigern.

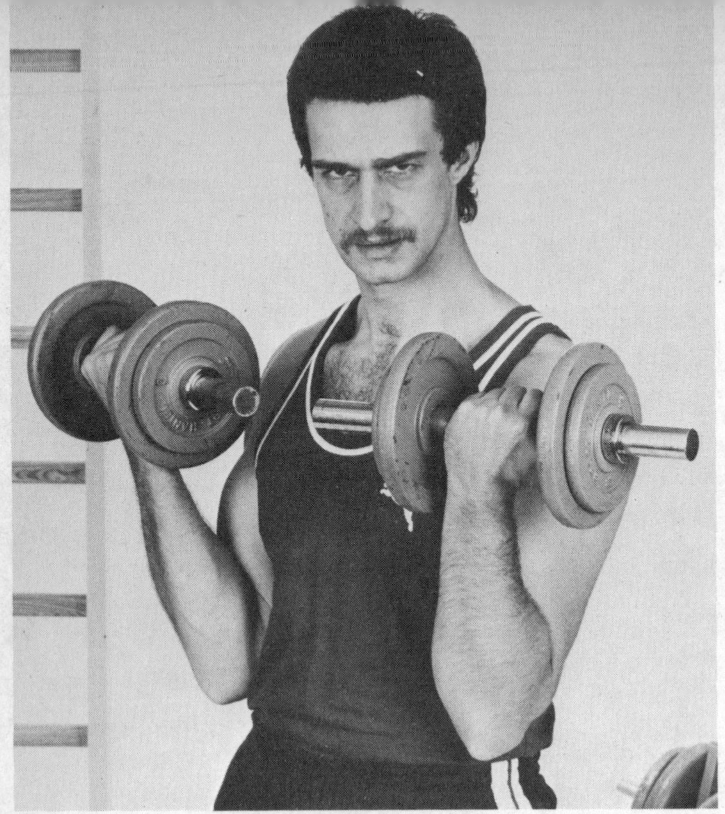

2. *Anbeugen mit zwei Kurzhanteln*

Zwei Kurzhanteln.

Die Beugemuskeln des Armes.

Nehmen Sie in jede Hand eine Kurzhantel und lassen Sie die Arme gerade nach unten hängen, so daß Sie mit den Innenseiten der Kurzhantel fast die Oberschenkel berühren. Beugen Sie die Arme aus dem Ellenbogengelenk an, bis die Hanteln fast die Schultern berühren.

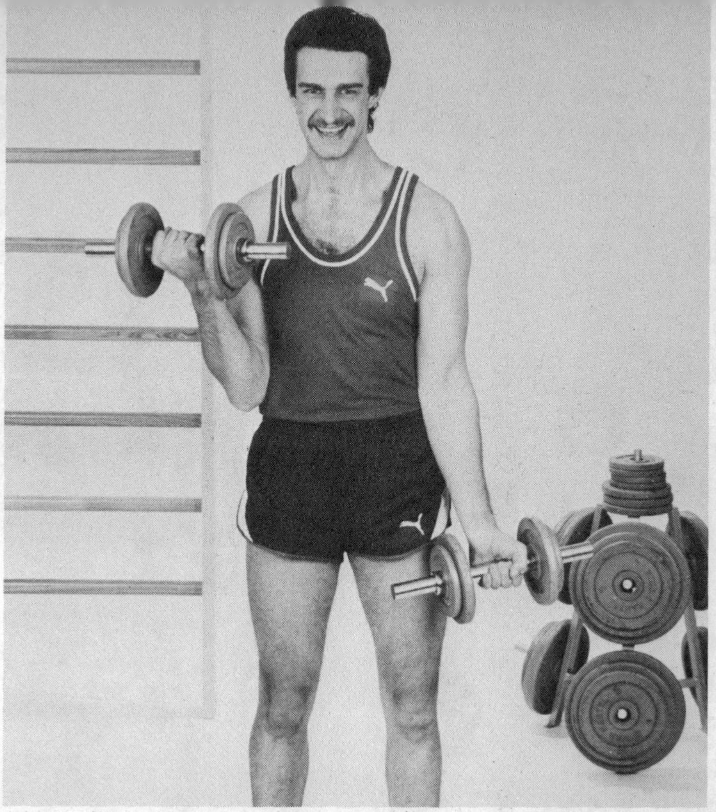

Lassen Sie die Hanteln langsam in die Grundstellung herab und beugen Sie wieder an. Sie können diese Übung auch abwechselnd ausführen. Wenn Sie den rechten Arm anbeugen, gehen Sie mit dem linken herab. Wenn sich der rechte Arm in der Endstellung befindet, ist der linke in der Ausgangsposition und umgekehrt.

Führen Sie das abwechselnde Anbeugen zügig durch und machen Sie für jeden Arm 8–12 Wiederholungen und drei Sätze. Mit dieser Übung können Sie sich gut aufwärmen und sich auf größere Belastungen vorbereiten.

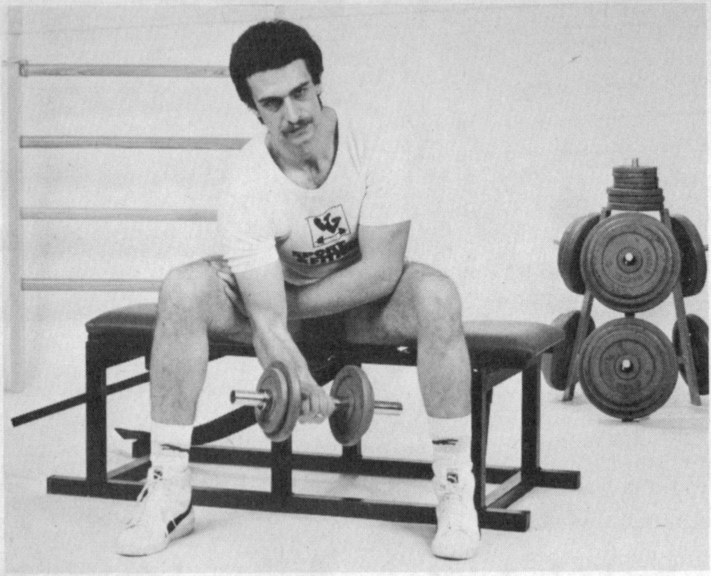

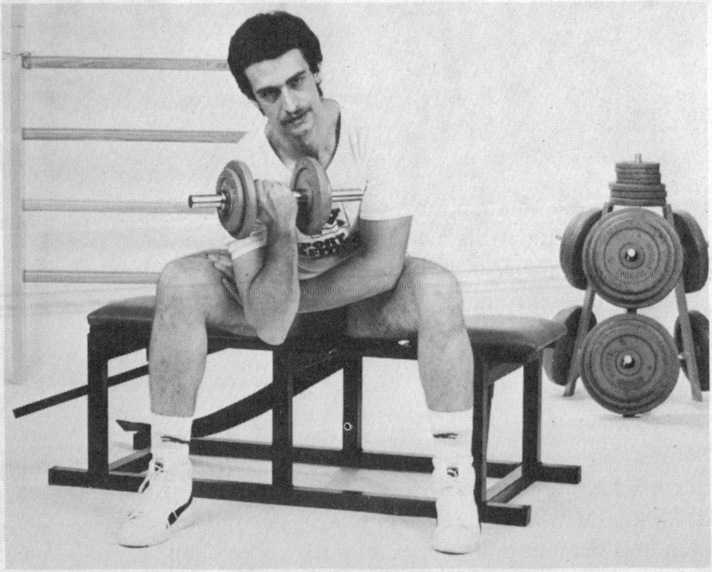

3. Konzentrationscurl

Eine Bank oder ein Hocker, eine Kurzhantel.

Der Biceps und die anderen Beugemuskeln.

Setzen Sie sich auf eine Bank oder einen Hocker. Nehmen Sie die Kurzhantel in eine Hand. Beugen Sie den Oberkörper leicht nach vorne und legen Sie den Unterarm zwischen Ihre Oberschenkel, so daß Sie den Trainingsarm mit dem Handgelenk abstützen. So halten Sie den Trainingsarm ruhig und ermöglichen ein gezieltes Training des Biceps. Beugen Sie den Unterarm an, bis die Hantel fast die Schulter berührt, und lassen Sie die Hantel wieder langsam in die Ausgangsstellung herab.

Der Name der Übung ›Konzentrationscurl‹ bedeutet, daß Sie diese Übung langsam und konzentriert ausführen sollten. Konzentrieren Sie sich auf den Biceps und nehmen Sie zum Anbeugen nur seine Hilfe in Anspruch. Für das Anbeugen lassen Sie sich 2, für das Herablassen 4 Sekunden Zeit. Anfangs 2–3 Sätze mit 10–12 Wiederholungen, später auf 4–5 Sätze mit 8 Wiederholungen steigern.

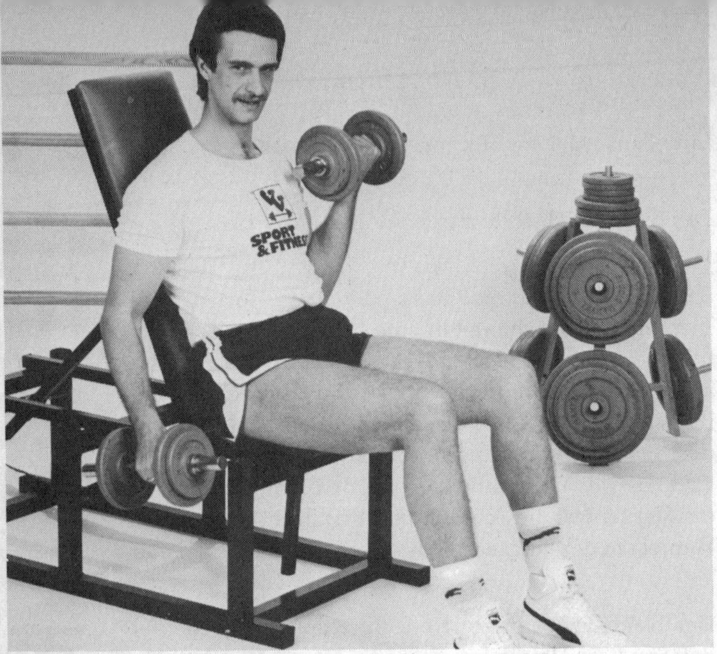

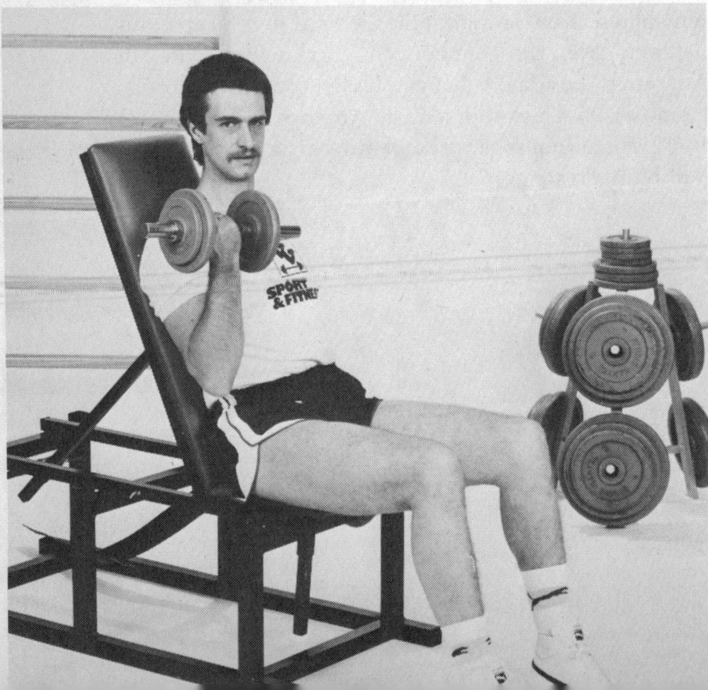

4. Anbeugen mit zwei Kurzhanteln auf der Bank

Eine Bank, deren Liegefläche Sie zum Abstützen des Rückens hochstellen können, und zwei Kurzhanteln.

Die Beugemuskeln des Armes und die Drehmuskulatur des Unterarmes.

Stellen Sie das Rückenteil der Bank in einem Winkel von ca. 80° ein. Nehmen Sie in jede Hand eine Kurzhantel und setzen Sie sich auf die Bank. Lassen Sie die Arme mit den Kurzhanteln herab, so daß sich die Hantelstangen parallel zu den Oberschenkeln befinden. Beugen Sie die Arme an und drehen dabei die Kurzhantel in Höhe der Oberschenkel, so daß in der Endphase der Übung die Hantelscheiben fast die Schultern berühren. Lassen Sie die Hanteln herab und drehen Sie sie wieder in Höhe der Oberschenkel. Die Kurzhanteln werden abwechselnd angebeugt. Während sich der rechte Arm in der Ausgangsstellung befindet, hat der linke seine Endphase erreicht.

Führen Sie diese Übung langsam und konzentriert aus, halten Sie den Oberarm ruhig und machen Sie die Anbeuge- und Drehbewegung nicht mit Schwung. Dieses würde Ihnen die Übung zwar erleichtern, Ihrem Muskel jedoch wenig nützen. Anfangs sollten Sie 3 Sätze mit 10–12 Wiederholungen machen und später auf 4–5 Sätze mit 8 Wiederholungen steigern.

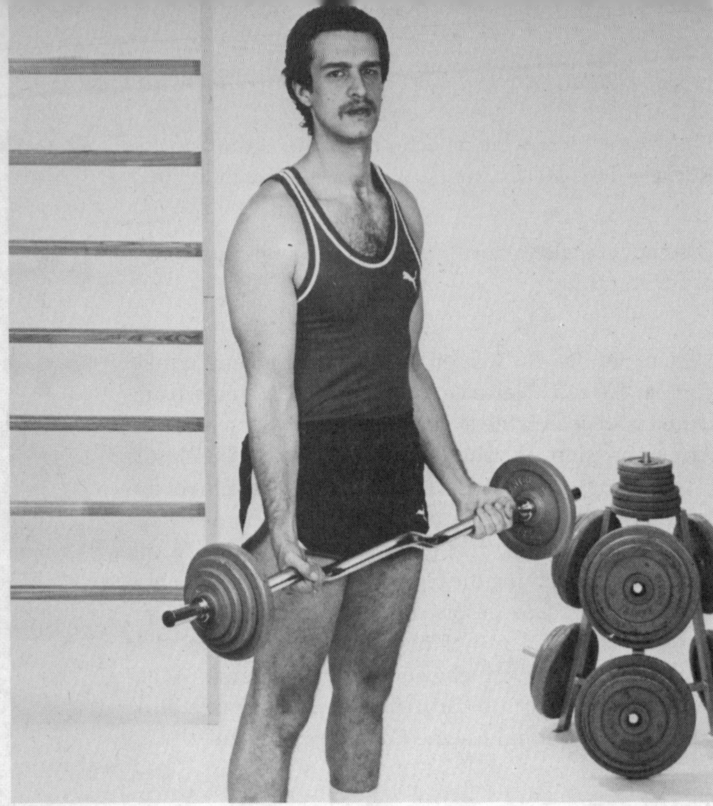

5. Armcurl mit der SZ-Stange

Eine SZ-Stange.

Die Beugemuskulatur der Arme.

Stellen Sie sich in einer leichten Grätschstellung hin und lassen Sie die Arme mit der Hantel gerade herunterhängen, so daß die SZ-Stange fast die Oberschenkel berührt. Beugen Sie die Unterarme an und heben Sie die SZ-Stange bis auf Schulterhöhe. Lassen Sie sie dann

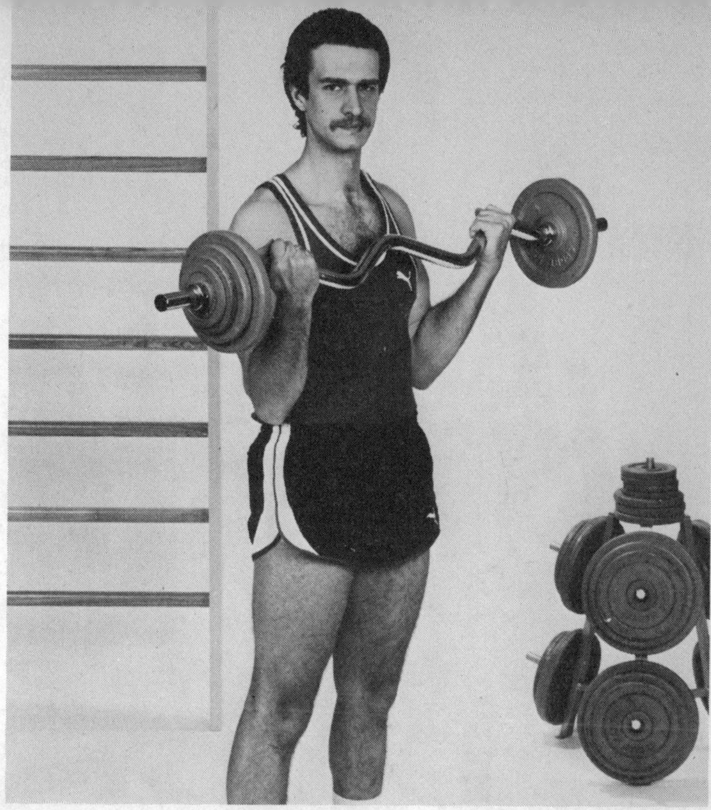

langsam in die Ausgangsstellung herab und beugen Sie erneut an.

Wenn Sie sich ernsthaft mit dem Bodybuilding beschäftigen wollen, sollten Sie sich die Anschaffung einer SZ-Stange überlegen. Bedingt durch ihre besondere Form, bietet sie eine Vielzahl von Griffmöglichkeiten, so daß die Muskeln aus verschiedenen Winkeln trainiert werden können. Anfangs 3 Sätze mit 10–12 Wiederholungen machen, später auf 4–5 Sätze mit 8 Wiederholungen steigern.

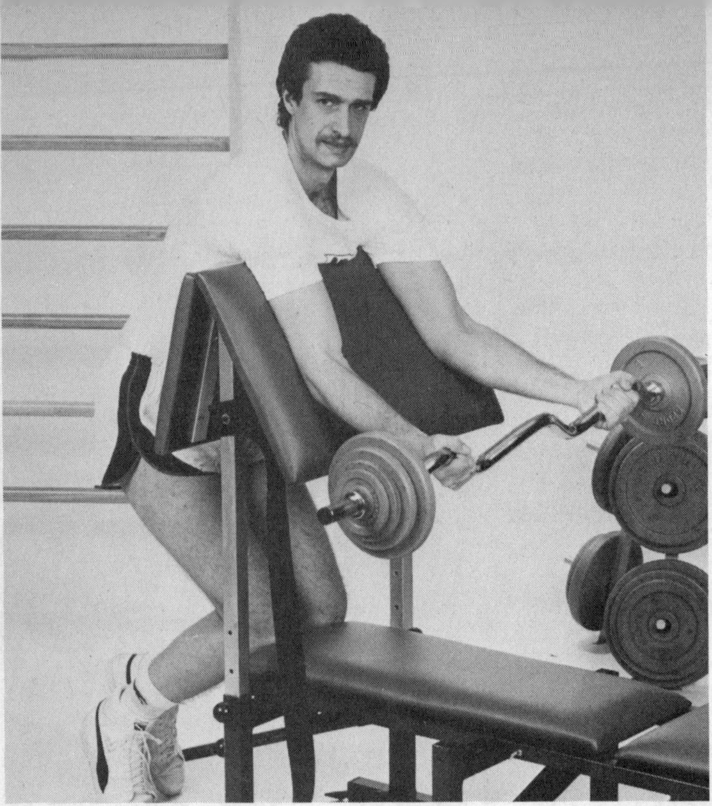

6. *Scottcurl mit der SZ-Stange*

Eine Trainingsbank mit entsprechender Verstellmöglichkeit und eine SZ-Stange.

Der Biceps.

Legen Sie die Unterseite der Oberarme über die Bank und hängen Sie sich mit Ihrem Körpergewicht über den Curlteil, so daß Ihre Oberarme auch das Körpergewicht halten. Aus dieser Position beugen Sie die gestreckten Arme mit der SZ-Stange an, bis der Aktionsradius des

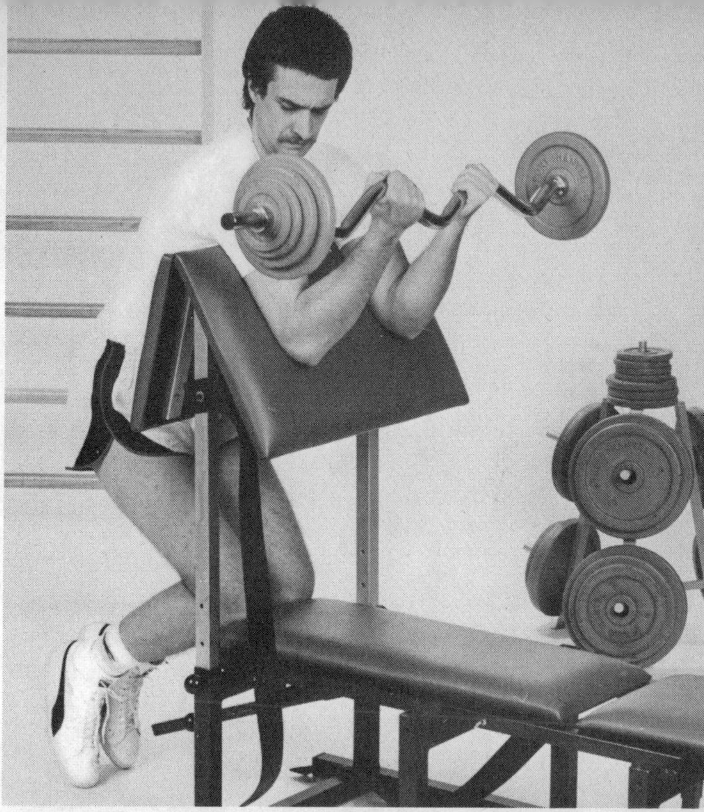

Ellenbogengelenks erschöpft ist. Lassen Sie dann die Arme langsam wieder in die Ausgangsstellung herab.

Die mechanische Ruhigstellung des Oberarms erfordert den gesamten Einsatz des Biceps und der anderen Armbeugemuskeln, ein Abfälschen dieser Übung ist nicht möglich. Für den Anfänger ist diese Übung mit einer Kurzhantel einarmig zu empfehlen, da Sie sich dabei voll auf den Muskel konzentrieren können. Machen Sie anfangs drei Sätze mit 10–12 Wiederholungen, nach drei Monaten können Sie auf 4–5 Sätze mit 8 Wiederholungen steigern.

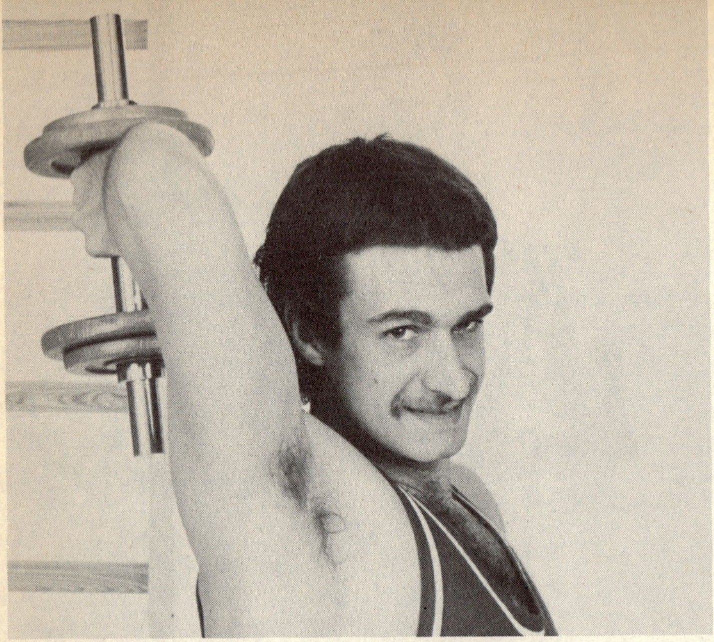

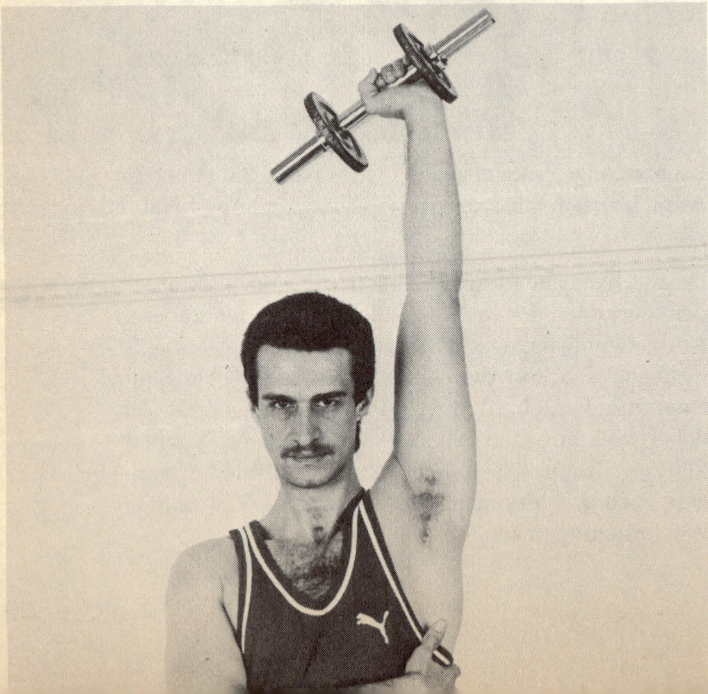

7. Triceps-Curl mit der Kurzhantel

Eine Kurzhantel.

Die Tricepsmuskulatur.

Nehmen Sie eine Kurzhantel in die Hand und winkeln Sie den Arm hinter dem Kopf an, so daß die Hantel hinter dem Kopf »verschwindet«. Drücken Sie die Kurzhantel aus dieser Position nach oben, indem Sie den Trainingsarm strecken. Anschließend führen Sie die Hantel wieder hinter den Kopf und strecken den Arm erneut.

Bei der Ausführung sollten Sie den Oberarm ruhig halten, um einen möglichst großen Trainingsreiz auf den Triceps auszuüben. Machen Sie am Anfang für jeden Arm 10–12 Wiederholungen und 3 Sätze. Später können Sie das Gewicht der Hantel steigern und 4–5 Sätze mit 8 Wiederholungen machen. Wechseln Sie die Hantel von Arm zu Arm ohne Pause. Ob Sie diese Übung stehend oder sitzend ausführen, ist für den Trainingserfolg unwesentlich.

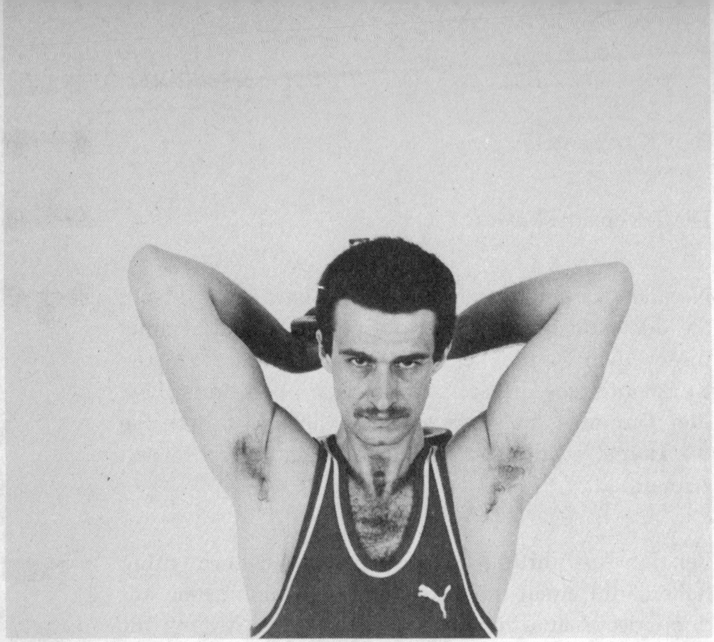

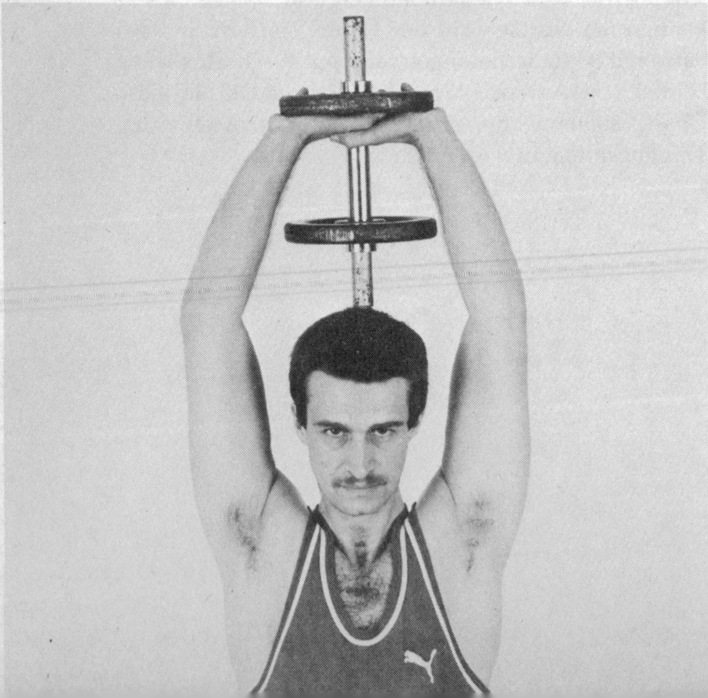

8. Tricepscurl zweiarmig mit einer Kurzhantel

Eine Kurzhantel.

Die Tricepsmuskulatur.

Nehmen Sie eine Kurzhantel, die Sie mit beiden Händen fassen und hinter den Kopf herablassen. Versuchen Sie, die Oberarme ruhig zu halten und die Kurzhantel nur durch Streckung der Unterarme aus dem Ellenbogengelenk in die Hochhalte zu bringen. Die Hantel darf nicht einfach über den Kopf nach vorne, sondern muß aus dem Gelenk gerade nach oben gedrückt werden, so daß sich die Kurzhantelstange immer parallel zum Rücken befindet.

Bei dieser Übung sollte eine höhere Belastung als in der vorangegangenen gewählt werden, da Sie die Hantel mit beiden Händen fassen und daher die Kraft beider Streckmuskeln zur Verfügung haben. Ob Sie die Übung stehend, knieend oder sitzend machen, ist für den Trainingserfolg nicht maßgebend. Machen Sie anfangs 3 Sätze mit 10–12 Wiederholungen, später können Sie das Gewicht der Hantel steigern und 4–5 Sätze mit 8 Wiederholungen machen.

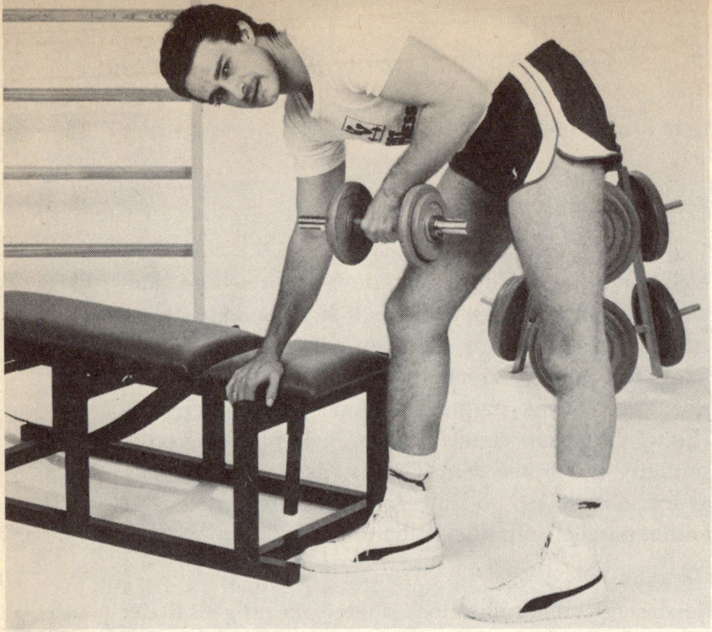

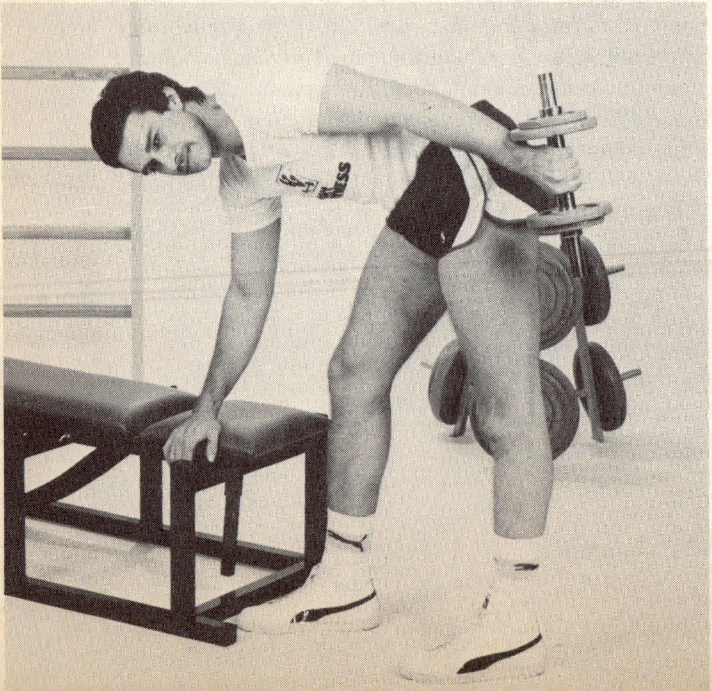

9. Tricepscurl einarmig in der Vorbeuge

Eine Kurzhantel und eine Bank oder einen Stuhl, auf dem Sie sich abstützen können.

Die Tricepsmuskulatur.

Nehmen Sie eine Kurzhantel in die Hand und beugen Sie den Oberkörper vor, so daß er sich parallel zur Sitzfläche der Bank befindet. Sie stützen sich mit der freien Hand ab, winkeln den Oberarm an und legen ihn an den seitlichen Rippen des Brustkorbes an. Aus dieser Position strecken Sie den Arm aus dem Ellenbogengelenk gerade nach hinten und gehen langsam in die Ausgangsstellung zurück.

Den Oberarm lassen Sie ruhig am Körper und die Streckung des Armes nehmen Sie nur mit Hilfe des Triceps vor. Wenn Sie mit der Technik richtig vertraut sind, können Sie 5 Sätze mit 8 Wiederholungen machen, vorher 3 Sätze mit 10–12 Wiederholungen.

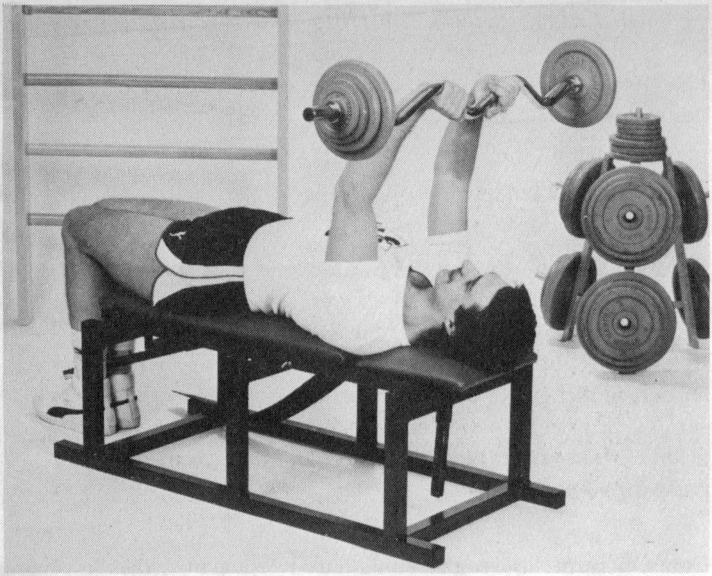

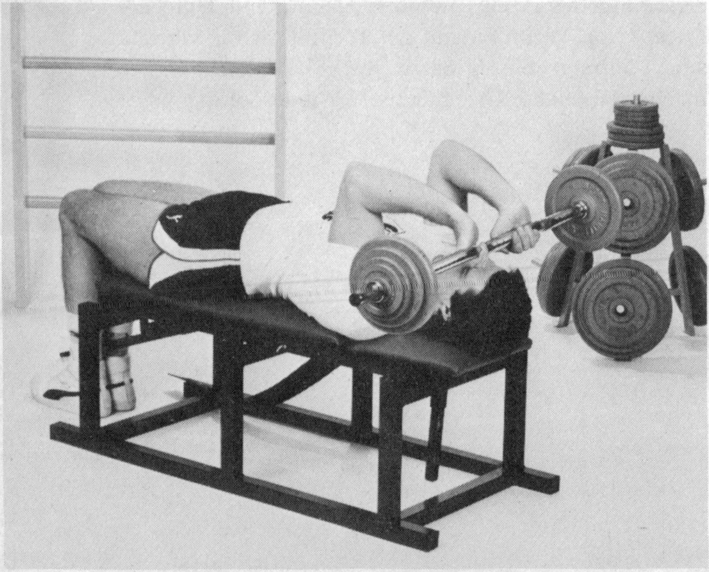

10. Stirnpress mit der SZ-Stange

Eine Trainingsbank und eine SZ-Stange.

Die Tricepsmuskulatur.

Legen Sie sich mit dem Rücken auf die Trainingsbank. Die SZ-Stange halten Sie mit gestreckten Armen in der Hochstellung. Fassen Sie die Hantelstange im engen Griff und lassen Sie die Hantelstange langsam herab, bis sie fast die Stirn berührt. Das Herablassen der Hantel und das anschließende Strecken des Armes erfolgen nur aus dem Ellenbogengelenk. Die Oberarme sollten Sie bei dieser Übung ruhig und die Ellenbogengelenke möglichst nah beieinander halten.

Sie können die Ellenbogengelenke auch von einem Partner zusammendrücken lassen. Dieses erschwert zwar die Übung, erhöht aber den Trainingsreiz für den Triceps. Die Einatmung erfolgt beim Herablassen der Hantel, die Ausatmung beim Strecken der Arme im letzten Drittel der Wiederholung. Anfangs reichen 3 Sätze mit 10–12 Wiederholungen, später können Sie auf 4–5 Sätze mit 8 Wiederholungen steigern.

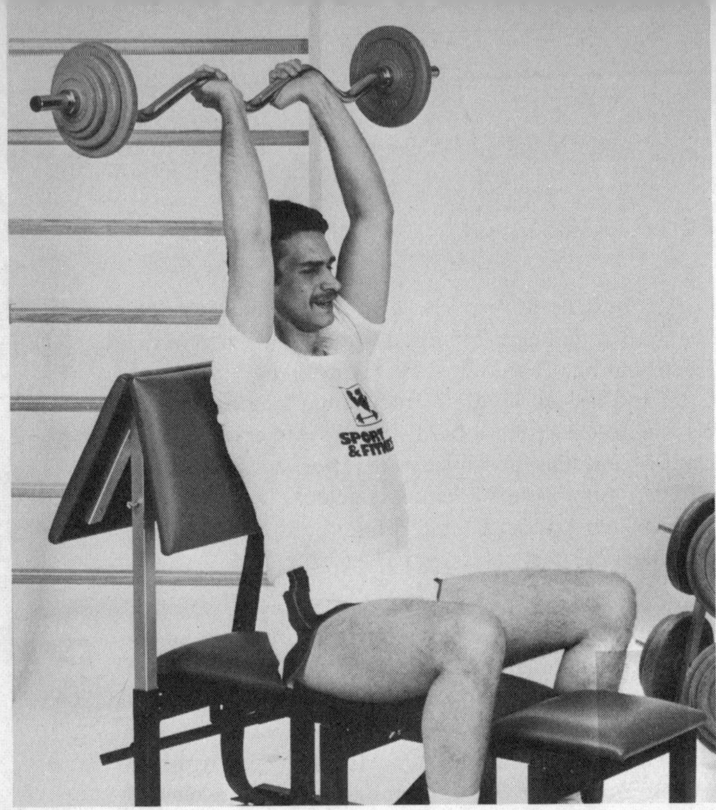

11. Tricepscurl mit der SZ-Stange sitzend

Eine Trainingsbank mit entsprechender Verstellmöglichkeit und eine SZ-Stange.

Die Tricepsmuskulatur.

Setzen Sie sich auf die Bank und lehnen Sie sich mit dem Rücken fest gegen das Polster, so daß Ihr Oberkörper eine wirksame Stütze findet. Die SZ-Stange halten Sie mit gestreckten Armen über dem Kopf. Nun winkeln Sie die Arme im Ellenbogengelenk an und lassen

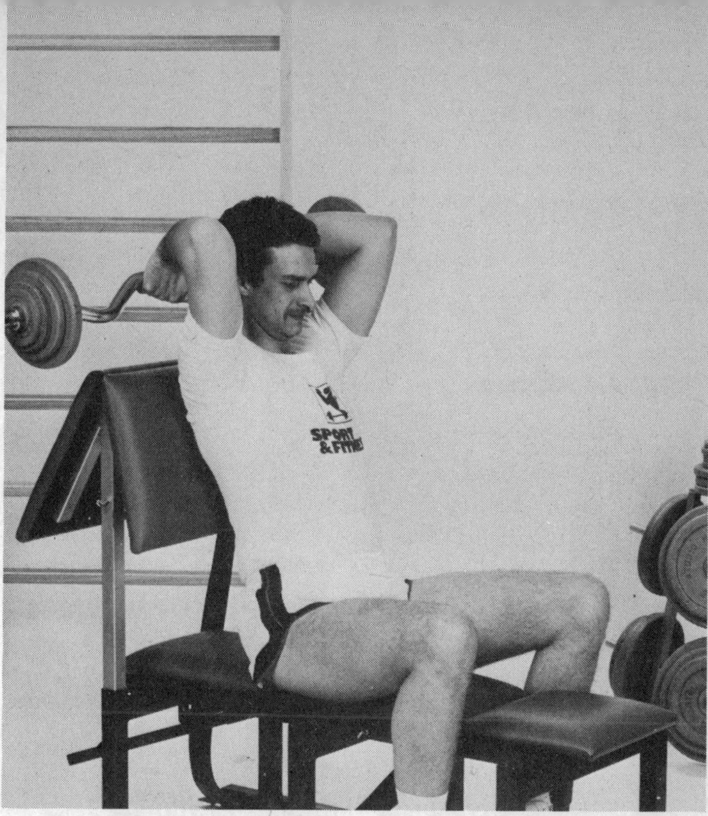

die Hantel langsam hinter den Kopf herab. Aus dieser Position werden die Arme gestreckt, ohne dabei die Oberarme zu bewegen. Die SZ-Stange wird im engen Obergriff gefaßt, die Daumen liegen auf der Hantelstange. Beim Herablassen der Hantel einatmen, beim Strecken der Arme im letzten Drittel der Wiederholung ausatmen.

Die Oberarme sollten ruhig und die Ellenbogen nah beieinander gehalten werden, um den Trainingsreiz auf den Triceps zu optimieren. Machen Sie am Anfang 3 Sätze mit 10–12 Wiederholungen und steigern Sie später auf maximal 5 Sätze mit 10 Wiederholungen.

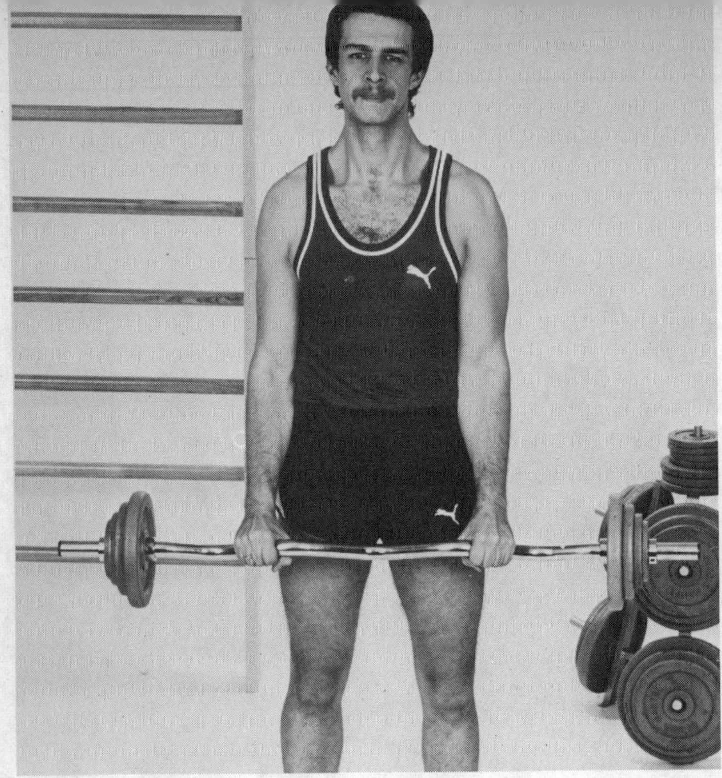

12. Unterarmcurl mit der SZ-Stange

Eine SZ-Stange.

Der Oberarmspeichenmuskel und die Muskulatur des Unterarms.

Stellen Sie sich gerade hin, die Füße etwas auseinander. Die SZ-Stange fassen Sie im Obergriff, der Handrücken zeigt zum Körper. Die Arme lassen Sie gerade herunterhängen, so daß die Hantelstange fast die Oberschenkel berührt. Lassen Sie die Oberarme fest am Körper und beugen Sie den Unterarm aus dem Ellenbogen-

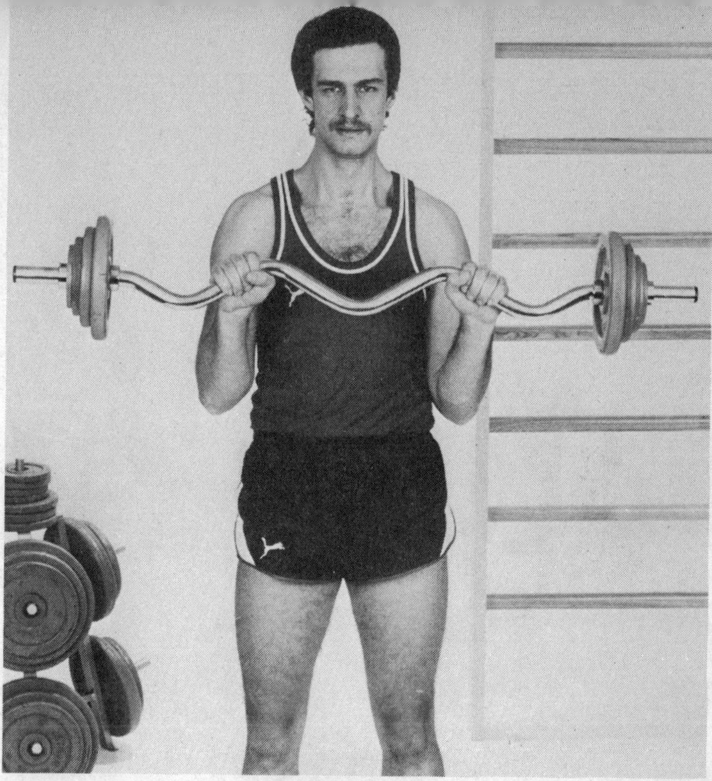

gelenk an, bis der Aktionsradius des Gelenkes ausgeschöpft ist. Dann lassen Sie die SZ-Stange langsam herab und beugen wieder an. Beim Herablassen der Hantel einatmen, beim Anbeugen im letzten Drittel der Wiederholung ausatmen.

Diese Übung können Sie auch mit einer Langhantel oder zwei Kurzhanteln ausführen. Die Langhantel wird genau wie die SZ-Stange gefaßt, angebeugt und herabgelassen. Wenn Sie zwei Kurzhanteln nehmen, sollten sich die zwei inneren Enden der Hantelstangen berühren, also eine Linie bilden. Am Anfang machen Sie drei Sätze mit 10–12 Wiederholungen, später können Sie auf 4–5 Sätze mit 8 Wiederholungen steigern.

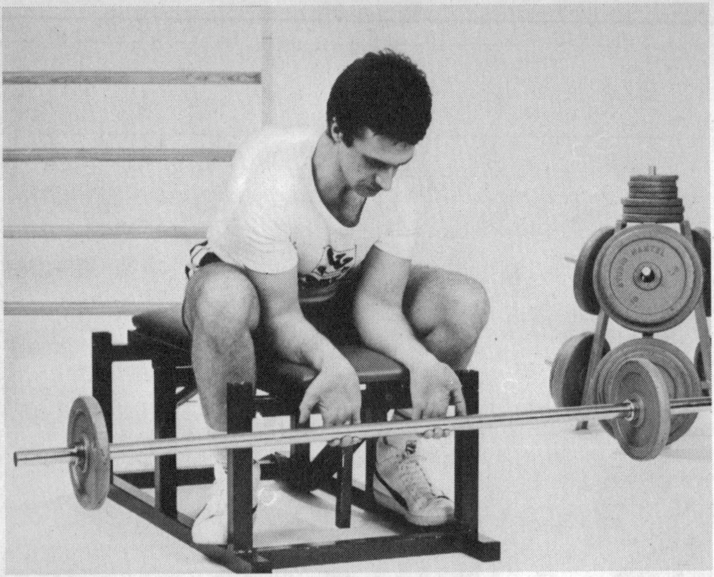

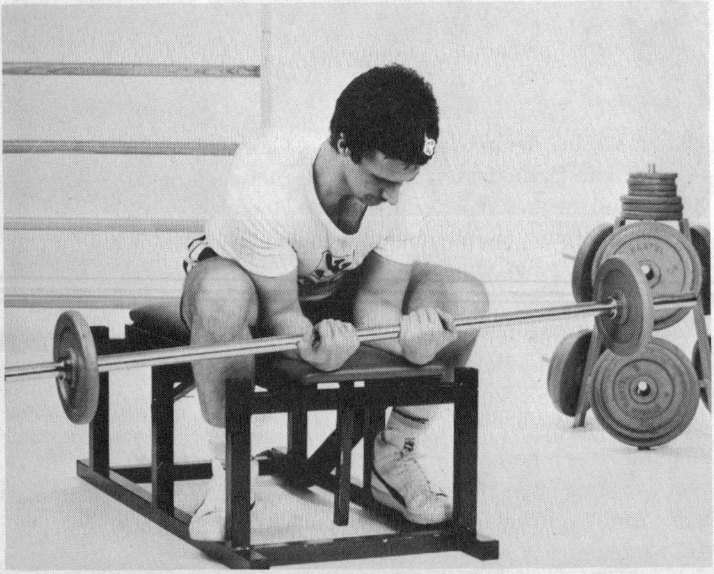

13. Unterarmübung sitzend auf der Bank

Eine Trainingsbank und eine Langhantel.

Die Muskulatur der Unterarme, die Bänder und Sehnen des Handgelenkes, die Finger- und Handmuskulatur.

Setzen Sie sich auf die Trainingsbank. Beugen Sie sich so weit vor, daß die Unterarme – mit der Innenseite zum Körper zeigend – fest auf der Bank aufliegen. Die Hände müssen über das Ende der Bank herausragen, so daß sie im Gelenk frei beweglich sind. Die Langhantel halten Sie im engen Untergriff, die Daumen liegen auf der Hantelstange. Umfassen Sie nun die Stange und beugen Sie die Hände so weit wie möglich an. Beim Herablassen der Hantel öffnen Sie die Hände und lassen die Hantel langsam bis auf die Fingerspitzen rollen. Anschließend wiederholen Sie die Übung.

Am Anfang machen Sie drei Sätze mit 10–12 Wiederholungen, später können Sie auf 5 Sätze mit 10–12 Wiederholungen steigern. Sie können variieren, indem Sie die Hantel im Obergriff fassen und die Handflächen zum Körper anbeugen, ohne die Hände dabei zu öffnen.

Die Muskulatur der Schulterregion hat als Mittel- und Ausgangspunkt das Schulterblatt. Wenn sie kräftig und gut trainiert ist, schützt sie das sehr bewegliche – und daher auch verhältnismäßig instabile – Schultergelenk vor Verletzungen wie z. B. der Auskugelung des Arms.

Der kugelige Kopf des Oberarmknochens mündet in eine entsprechende Aussparung im Schulterblatt. Diese Gelenkkonstruktion gestattet Ihnen, den Arm nach vorne, zur Seite und nach hinten zu bewegen, also den Arm praktisch in alle Richtungen kreisen zu lassen. Dieses Gelenk nennt man Kugelgelenk; ein weiteres Beispiel finden Sie im Hüftgelenk, also dort, wo der Oberschenkelknochen im Becken ›gelagert‹ ist. Auch die Beine lassen sich dank dieser Konstruktion ähnlich den Armen bewegen.

Im Nacken sitzt der Trapezmuskel (Musculus trapezius), der den Kopf nach hinten und zur Seite bewegt, die Schultern hebt und die Schulterblätter dreht. Der Schulterbereich wird in der Hauptsache von den Deltamuskeln gebildet, die ihren Namen der Form des griechischen Buchstaben Delta verdanken, der wie ein Dreieck aussieht. Der wichtigste ist der Dreieckige Schultermuskel (Musculus deltoideus), den man in seiner Funktion in drei Regionen einteilt. Der vordere Teil des Deltamuskels hebt den gestreckten Arm nach vorn in die Waagrechte, der mittlere Teil hebt die Arme seitwärts vom Körper weg und der hintere Teil hilft Ihnen z. B., aus dem Liegestütz den Oberkörper nach oben zu drücken.

Da ein Kugelgelenk aufgrund seiner Konstruktion verhältnismäßig instabil ist, sollten Sie sich vor jeder Übung ausreichend aufwärmen, um Verletzungen zu vermeiden. Wählen Sie zum Aufwärmen ein leichtes Gewicht, das Ihnen 20–30 Wiederholungen erlaubt, und beginnen Sie erst mit schwereren Gewichten, wenn Sie merken, daß der Muskel warm geworden ist. Dies wird in der Regel nach dem zweiten oder dritten Satz mit 20 Wiederholungen sein.

In der Regel machen Sie nach dem Aufwärmen 3 Sätze

mit 10–12 Wiederholungen. Als Fortgeschrittener können Sie die Zahl der Sätze auf 4–5, die der Wiederholungen auf 8–10 steigern. Anfangs machen Sie aus dem Schulterprogramm 2 bis höchstens 3 Übungen mit jeweils 3 Sätzen. Später können Sie 4–5 Übungen mit jeweils 3–4 Sätzen machen. Wenn Sie die Schultern im Split-Training bearbeiten, sollten Sie versuchen, mit verschiedenen Übungen auf ca. 20 Sätze mit jeweils 8–10 Wiederholungen zu kommen.

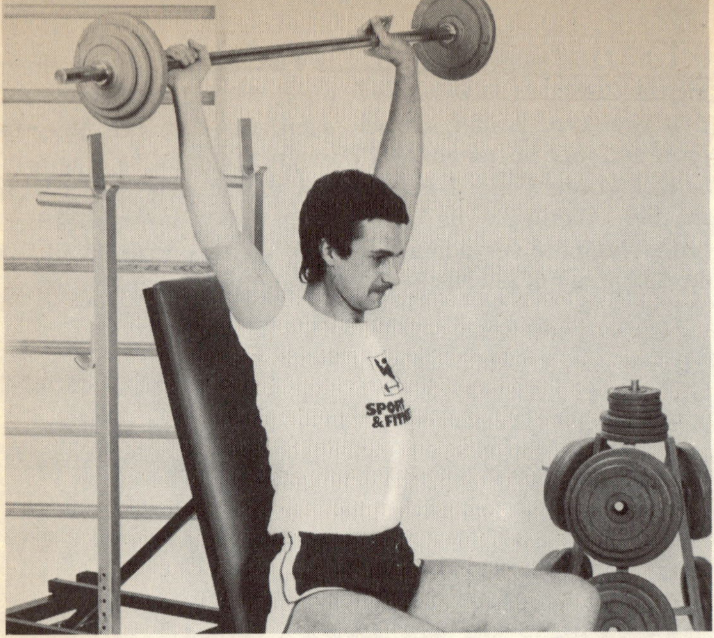

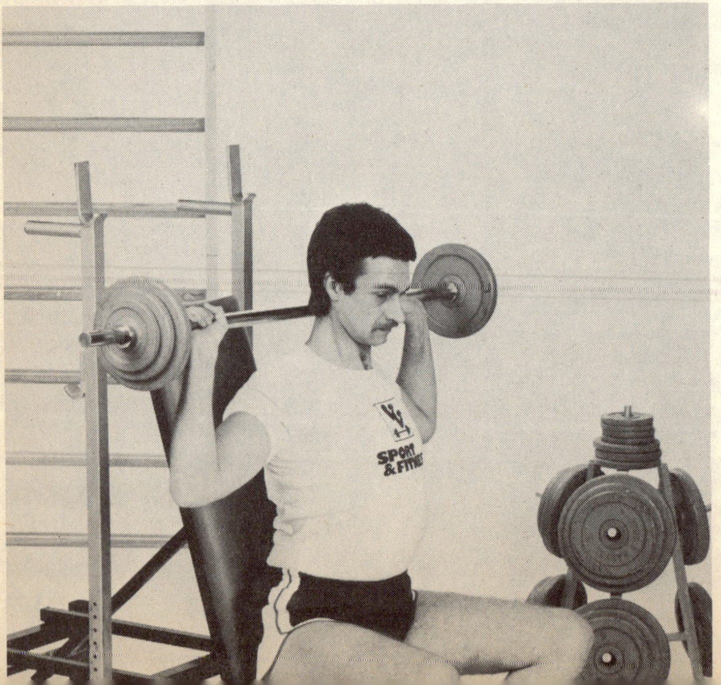

1. *Nackendrücken mit der Langhantel hinten*

Eine Langhantel, eine Drückerbank, deren Sitzfläche Sie so verstellen können, daß Ihr Rücken abgestützt ist, und aus deren Ablage Sie die Hantel ohne Umsetzen nehmen können.

Der mittlere Teil des Deltamuskels.

Stellen Sie die Sitzfläche der Bank und den Armstrecker auf einen Winkel von ca. 80° ein und befestigen Sie die Hantelablage in der Mitte. Nehmen Sie die Hantel aus der Ablage und halten Sie sie mit gestreckten Armen über dem Kopf. Die Hantel wird etwas mehr als schulterbreit im Obergriff gefaßt. Lassen Sie nun die Hantel langsam hinter den Kopf bis fast auf den Nacken herab und drücken Sie sie wieder in die Hochhalte.

Beim Herablassen der Hantel einatmen und im letzten Drittel des Hochdrückens ausatmen. Machen Sie diese Übung möglichst im Sitzen und mit der Möglichkeit, die Hantel einer Ablage zu entnehmen. Das Umsetzen der Hantel im Stehen ist eine Tortur für die Wirbelsäule, die Sie vermeiden sollten. Wenn Sie diese Übung trotzdem stehend ausführen, sollten Sie kein schweres Gewicht nehmen. Am Anfang drei Sätze mit 10–12 Wiederholungen machen und später auf 4–5 Sätze mit je 8–10 Wiederholungen steigern.

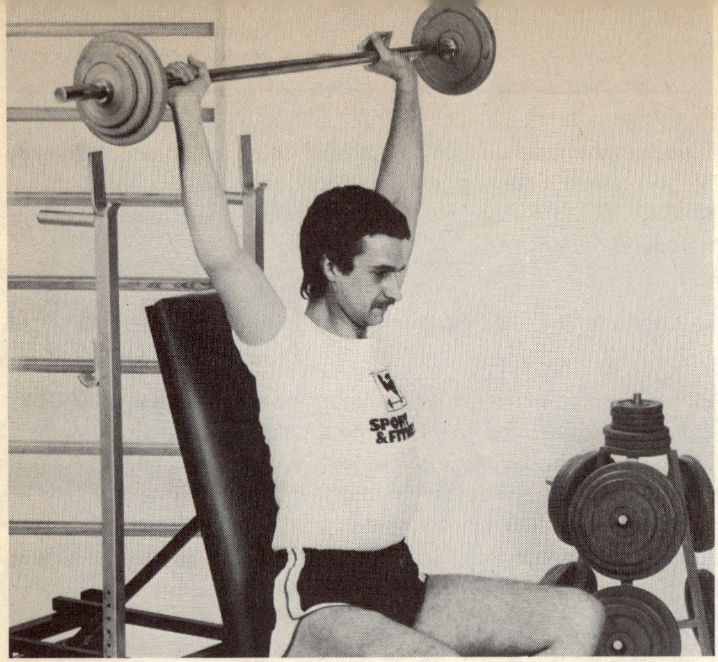

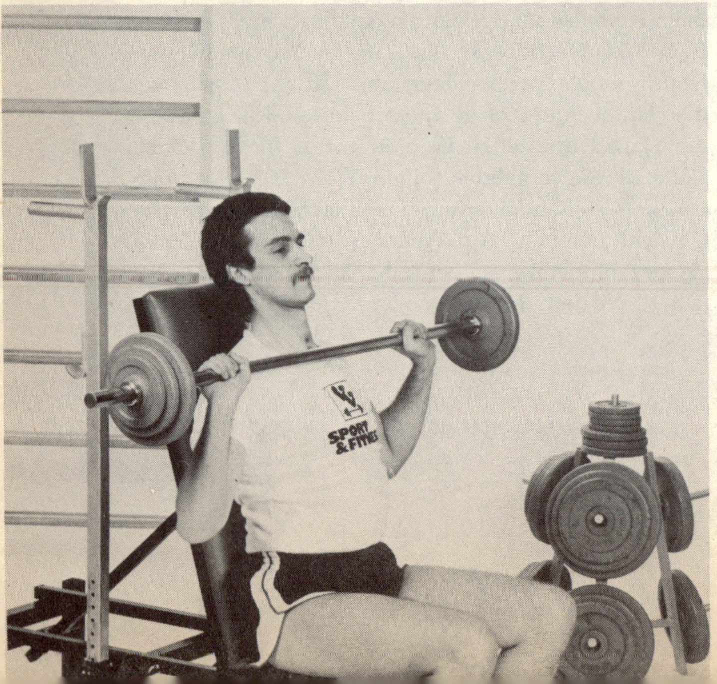

2. Nackendrücken mit der Langhantel vorne

Siehe Nackendrücken hinten (Übung 1).

Die Muskeln des Schultergürtels, der Tricepsmuskel und der vordere Teil des Deltamuskels.

Die Grundstellung ist die gleiche wie beim Nackendrücken hinten. Wenn Sie die Hantel aus der Ablage genommen und mit gestreckten Armen in die Hochhalte gebracht haben, lassen Sie sie langsam auf die Brust herab und drücken Sie wieder nach oben in die Ausgangsstellung.

Machen Sie diese Übung nach dem Nackendrücken hinten, denn beide Übungen ergänzen sich hervorragend. Am Anfang drei Sätze mit 10–12 Wiederholungen ausführen, später auf 4–5 Sätze mit 8–10 Wiederholungen steigern.

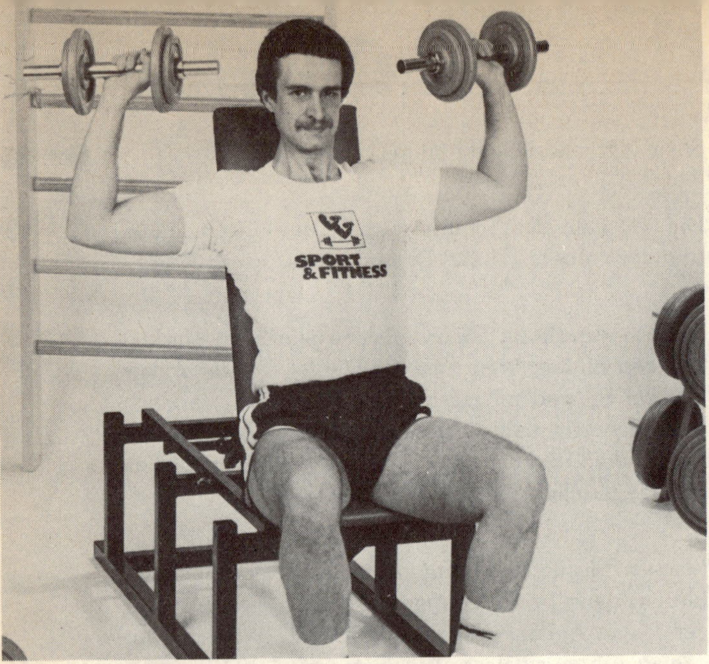
SPORT
& FITNESS

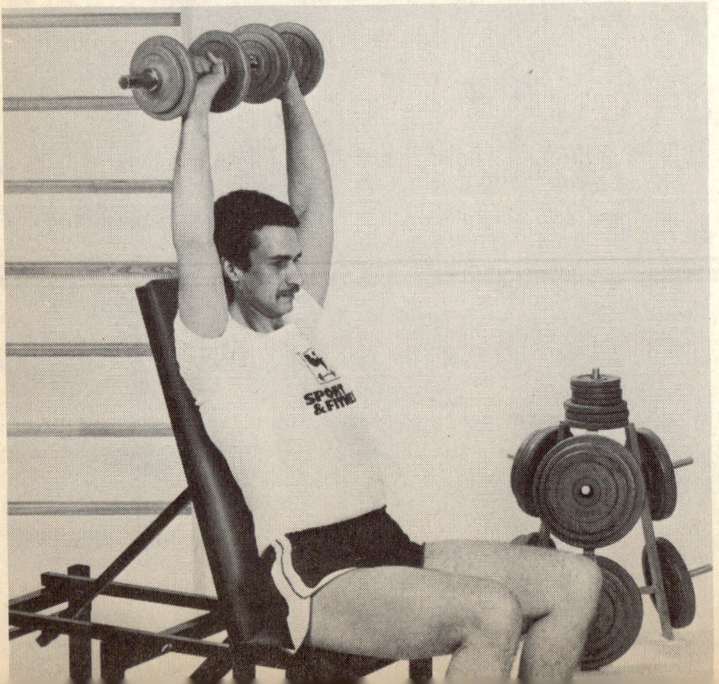

3. Nackendrücken mit zwei Kurzhanteln

Zwei Kurzhanteln und eine Bank mit entsprechender Verstellmöglichkeit der Sitzfläche.

Die Muskulatur des Schultergürtels und der Triceps.

Stellen Sie die Sitzfläche der Bank auf einen Winkel von 80°. Sie nehmen in jede Hand eine Kurzhantel und setzen sich auf die Bank. Heben Sie die zwei Kurzhanteln in Kopfhöhe, so daß sich die Hanteln in gleicher Linie mit Ihrem Oberarm befinden. Aus dieser Position drücken Sie die Hanteln in einem leichten Bogen nach oben, bis sich die beiden Hantelenden fast über Ihrem Kopf berühren. Anschließend lassen Sie die Hanteln langsam in die Ausgangsposition herab und drücken sie wieder nach oben.

Diese Übung können Sie auch mit leichteren Kurzhanteln im Stehen machen, da das Umsetzen bei dieser Übung entfällt und damit auch die starke Belastung der Wirbelsäule. Machen Sie anfangs 3 Sätze mit 10–12 exakten Wiederholungen und steigern Sie im Laufe der Zeit auf 4–5 Sätze mit 8–10 Wiederholungen.

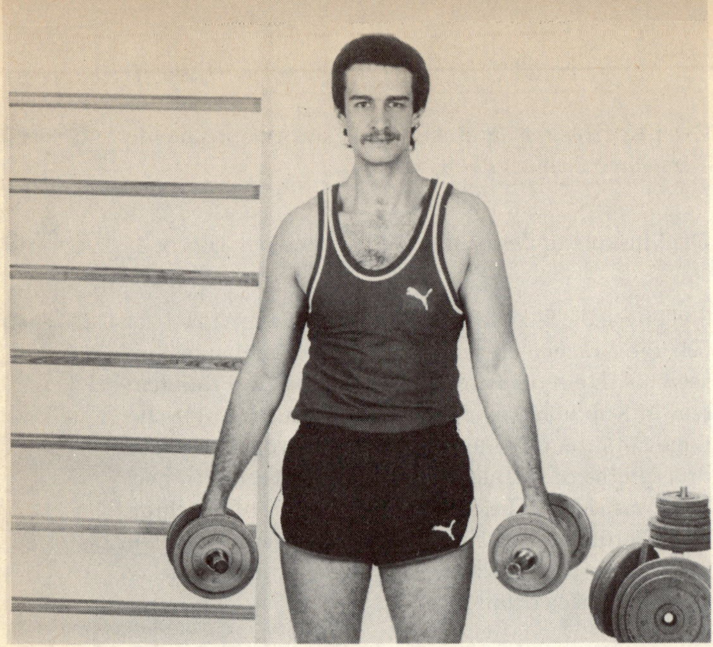

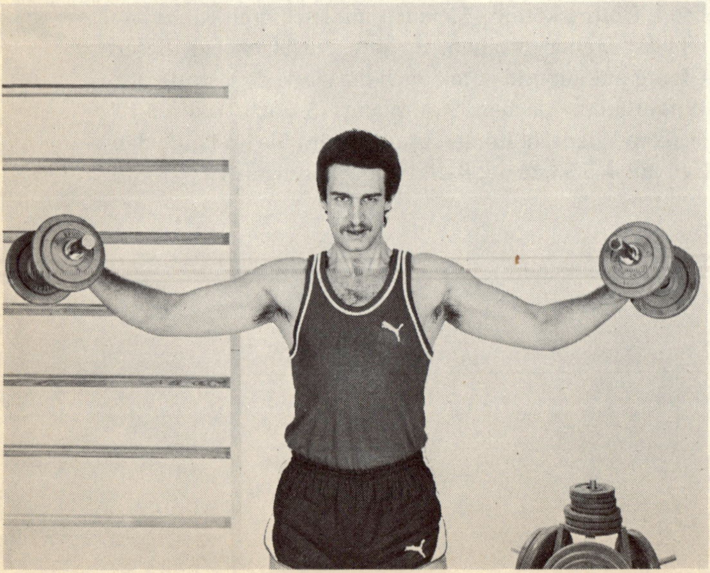

4. *Seitheben mit zwei Kurzhanteln*

Zwei Kurzhanteln.

Die Muskulatur des Schultergürtels, speziell der mittlere Abschnitt des Deltamuskels.

Sie nehmen zwei Kurzhanteln in die Hand und stellen sich gerade hin, die Beine etwas auseinander. Die Arme mit den Kurzhanteln lassen Sie seitwärts am Körper herunterhängen, so daß diese fast Ihre Oberschenkel berühren. Aus dieser Position heben Sie nun die Arme seitwärts, bis sich die Kurzhanteln auf Schulterhöhe befinden. Anschließend lassen Sie die Arme langsam herab. Die Hanteln sollen die Oberschenkel nicht berühren, versuchen Sie, sie vorher abzufangen und wieder seitwärts nach oben zu heben.

Das Gewicht der Kurzhantel darf bei dieser Übung nicht unterschätzt werden. Für den Anfänger sollte es bei 4–5 Kilo pro Hantel liegen, damit ein korrektes Ausführen der Wiederholung gewährleistet ist. Sie können später das Gewicht der Hantel steigern und 4–5 Sätze mit 8–10 Wiederholungen machen.

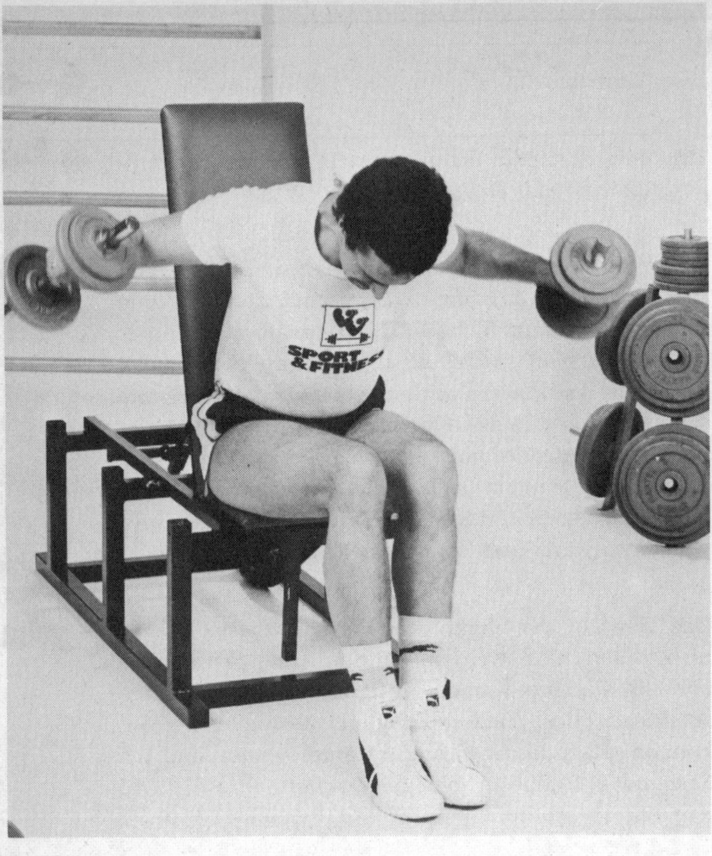
SPORT

5. Vorgebeugtes Seitschwingen mit zwei Kurzhanteln

Eine Bank oder ein Hocker und zwei Kurzhanteln.

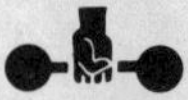

Die Muskulatur des Schultergürtels, speziell der hintere Teil des Deltamuskels.

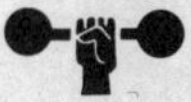

Setzen Sie sich auf das vordere Ende der Bank, so daß zwischen Bankende und Ihren Waden noch Platz für die Hanteln ist. Mit dem Oberkörper gehen Sie in eine leichte Vorbeuge und führen die zwei Kurzhanteln unter Ihren Oberschenkeln zusammen. Aus dieser Position reißen Sie die Hanteln mit leicht angewinkelten Armen nach schräg hinten und lassen sie langsam in die Ausgangsposition zurück.

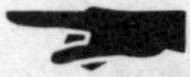

Für diese Übung sollten Sie sich ausreichend aufgewärmt haben, da das Hochreißen der zwei Hanteln sonst zu Verletzungen führen kann. Aufwärmen können Sie sich mit ein oder zwei Sätzen Liegestütz. Lassen Sie die Kraft beim Hochreißen der Hantel schnell und explosiv kommen, aber halten Sie beim Herablassen der Hantel gegen das Gewicht, so daß die Ausgangsposition nur langsam erreicht wird. Anfangs führen Sie drei Sätze mit 10–12 Wiederholungen aus, später können Sie auf 4–5 Sätze mit 8–10 Wiederholungen steigern.

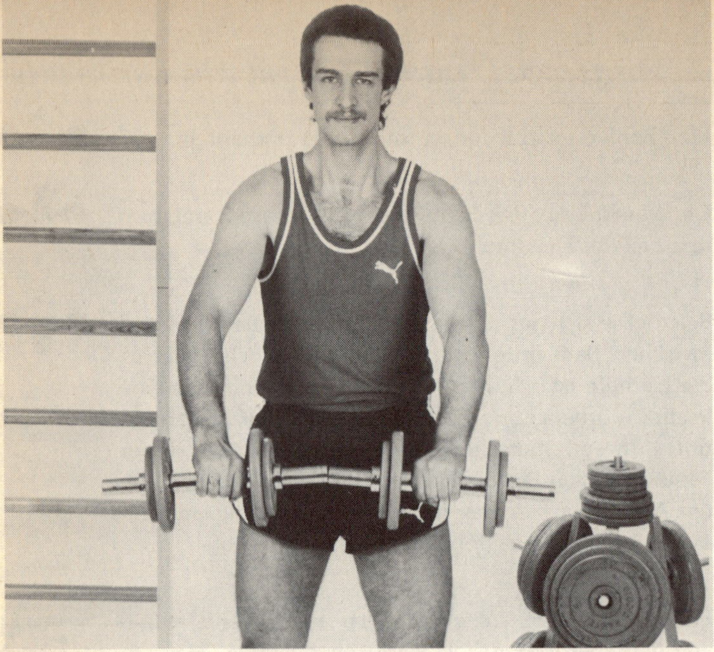

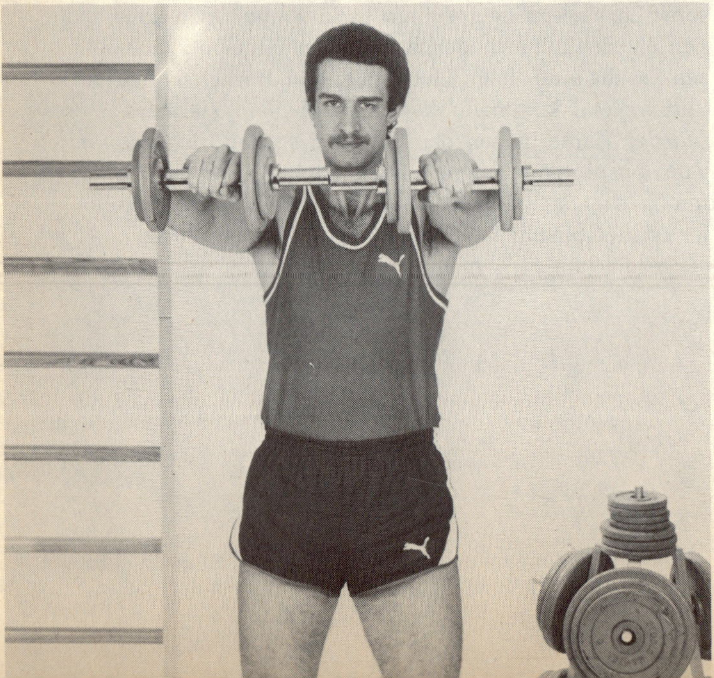

6. *Frontheben mit zwei Kurzhanteln*

Zwei Kurzhanteln.

Die Muskulatur des Schultergürtels, speziell der vordere Teil des Deltamuskels.

Stellen Sie sich mit schulterbreit gegrätschten Beinen gerade hin. Fassen Sie die beiden Hanteln im Obergriff (Handflächen zum Körper) und lassen Sie die Arme vor dem Körper herunterhängen, so daß die Hanteln fast Ihre vorderen Oberschenkel berühren. Heben Sie die Hanteln mit gestreckten Armen gerade nach oben auf die Schulterhöhe. Anschließend lassen Sie die Hanteln langsam herab, stoppen kurz vor den Oberschenkeln und heben sie erneut auf Schulterhöhe.

Bei dieser Übung sollten Sie den Oberkörper gerade halten und die Hanteln nicht mit Schwung nach oben führen. Machen Sie ein leichtes Hohlkreuz und heben Sie die Hanteln nur mit Hilfe des Deltamuskels. Am Anfang sollte ein leichtes Gewicht gewählt werden, um mit der Technik der Übung vertraut zu werden. Machen Sie erst 3 Sätze mit 10–12 Wiederholungen. Später können Sie das Gewicht der Hanteln steigern und 4–5 Sätze mit 8 Wiederholungen machen.

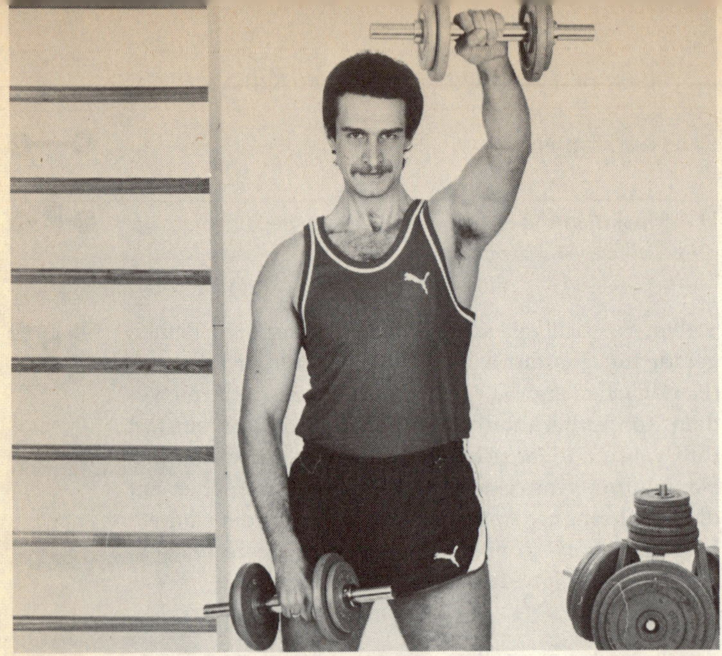

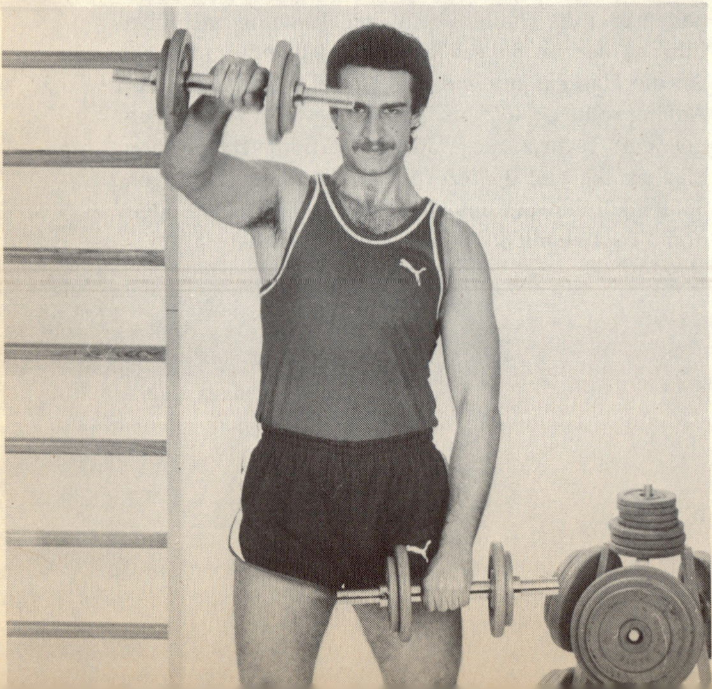

7. Abwechselndes Frontheben mit zwei Kurzhanteln

Zwei Kurzhanteln.

Die Muskulatur des Schultergürtels, beim Anheben der Hanteln der vordere Teil, in der Endphase der Übung auch der hintere Teil des Deltamuskels.

Stellen Sie sich mit schulterbreit gegrätschten Beinen gerade hin und lassen Sie beide Arme vor dem Körper herunterhängen. Heben Sie den einen Arm mit der Hantel auf Kopfhöhe, während der andere noch in der Ausgangsstellung bleibt. Heben Sie anschließend den Arm aus der Ausgangsstellung ebenfalls auf Kopfhöhe, während Sie den anderen Arm langsam herunterlassen, so daß sich beide Hanteln in der Mitte der Bewegung begegnen. Schwingen Sie nun abwechselnd mit beiden Armen.

Machen Sie ein Hohlkreuz und heben Sie die Hanteln nur mit den Deltamuskeln. Wenn Sie die Hanteln nur mit Schwung aus dem Oberkörper nach oben bekommen, reduzieren Sie das Gewicht der Hantel, bis Ihnen eine exakte Ausführung der Übung möglich ist. Machen Sie mit jedem Arm 10–12 Wiederholungen und 3 Sätze. Später können Sie auf 4–5 Sätze mit 8–10 Wiederholungen steigern.

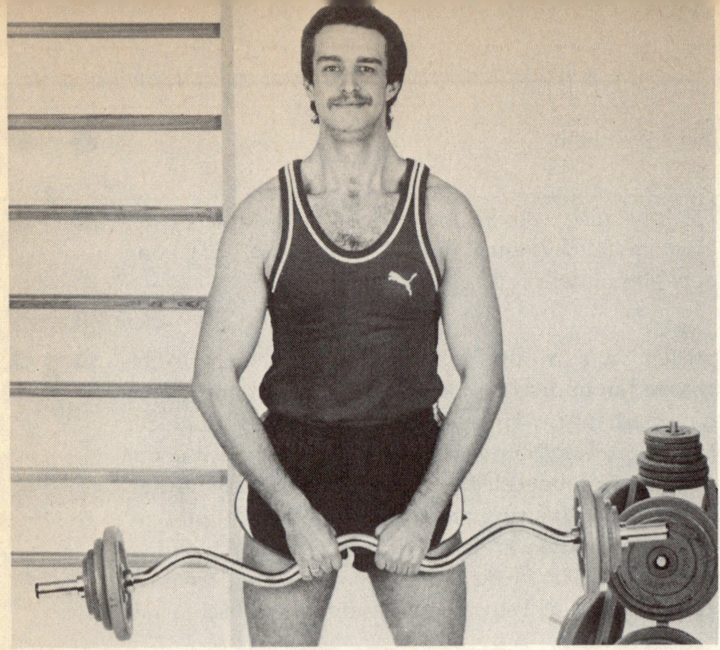

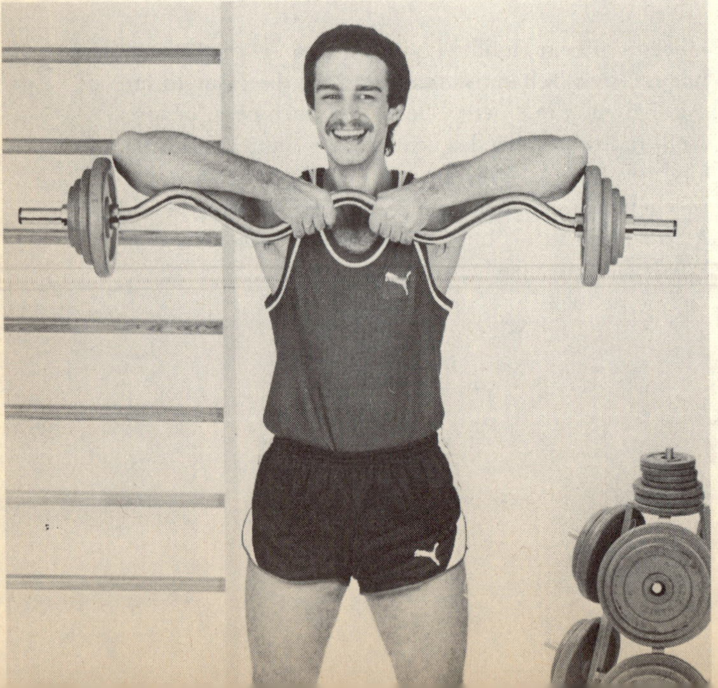

8. *Frontziehen mit der SZ-Stange*

Eine SZ-Stange.

Die Muskulatur des Schultergürtels, speziell der mittlere Teil des Deltamuskels.

Stellen Sie sich mit schulterbreit gegrätschten Beinen gerade hin und fassen Sie die SZ-Stange im engen Obergriff. Lassen Sie die Arme am Körper herabhängen, so daß Sie mit der SZ-Stange fast die Vorderseite Ihrer Oberschenkel berühren. Aus dieser Position heben Sie die Hantel bis unters Kinn und lassen sie langsam wieder herab.

Die Hantel sollte mit einigen Zentimetern Abstand vom Körper gerade nach oben bis zum Kinn gehoben und auf dem gleichen Weg wieder herabgelassen werden. Wenn Sie noch keine SZ-Stange besitzen, können Sie diese Übung auch mit einer Langhantel machen. Die Langhantel wird im engen Obergriff gefaßt, mit kleinem Abstand vom Körper gerade zum Kinn gehoben und auch auf dem gleichen Weg wieder herabgelassen. Am Anfang machen Sie 3 Sätze mit 10–12 Wiederholungen, später können Sie auf 5 Sätze mit 8–10 Wiederholungen steigern.

Die Rückenmuskulatur gehört zu den kräftigsten des Körpers, da sie den Rumpf gegen die Schwerkraft aufrecht halten muß. Darüber hinaus sind die Rückenmuskeln die Gegenspieler der Bauchmuskulatur, indem sie den Oberkörper aus der Vorbeuge aufrichten und nach hinten beugen.

Der flächigste Rückenmuskel ist der Breite Rücken-Muskel (Latissimus dorsi), der vom unteren Teil des Rückens bis zum Oberarmknochen reicht. Er zieht den Arm nach unten und hinten und wird bei allen Ruderübungen, Klimmzügen und ähnlichem Training beansprucht. Eigentlich ist er der Gegenspieler des Großen Brustmuskels (Musculus pectoralis major), arbeitet aber trotzdem häufig mit diesem zusammen.

Unter diesen sichtbaren, großflächigen Rückenmuskeln befinden sich noch eine Vielzahl von Muskelgruppen, die direkt am Brustkorb und an der Wirbelsäule ansetzen. Die Verästelungen der unteren Muskelschichten setzt sich soweit fort, daß die kleinsten Muskeln nur noch von Wirbel zu Wirbel reichen. Bei allen nachfolgenden Übungen werden diese Muskeln gezielt beansprucht und arbeiten zusammen.

Der breite Rückenmuskel ist einer der großflächigsten Muskeln des menschlichen Körpers. Als Gegenspieler der Bauchmuskeln hat er die Aufgabe, den Oberkörper gerade zu halten. Richtig trainiert hat er die Form eines V und verleiht dem Oberkörper ein athletisches Aussehen. Bauen Sie das Latissimustraining immer vor oder nach dem Training der Schultern in Ihr Programm ein, damit der Muskel entsprechend aufgewärmt ist. Ein Latissimustraining ohne vorheriges Aufwärmen kann zu Verletzungen der Wirbelsäule führen. Bei den Ruderübungen sollten Sie die Hanteln keinesfalls mit schnellen, ruckartigen Bewegungen vom Boden heben. Dieses stellt ebenfalls eine große Belastung der Wirbelsäule dar. Bevor Sie die Ruderübungen mit schweren Gewichten anfangen, machen Sie 1 oder 2 Sätze und 20–30 Wiederholungen mit einem leichten Gewicht, bis Sie merken, daß der Muskel auf die Übung anspricht. Erst dann können Sie das Gewicht der Hantel soweit erhöhen, daß es Ihnen auch noch die Ausführung der letzten Wiederholung im letzten Satz korrekt gestattet.

Eine gute Entwicklung der Rückenmuskeln, die sich neben und hinter der Wirbelsäule befinden, schützt Sie vor Verletzungen der Wirbelsäule, da sie bei Anspannung nahezu schraubstockartig die einzelnen Wirbelkörper bzw. deren Fortsätze umschließen und fixieren. Diese Fixierung ist bei allen Hebeübungen mit der Langhantel von großer Bedeutung. Mit den Übungen 4 und 5 trainieren Sie den unteren Teil des breiten Rückenmuskels und die darunterliegenden Muskelschichten.

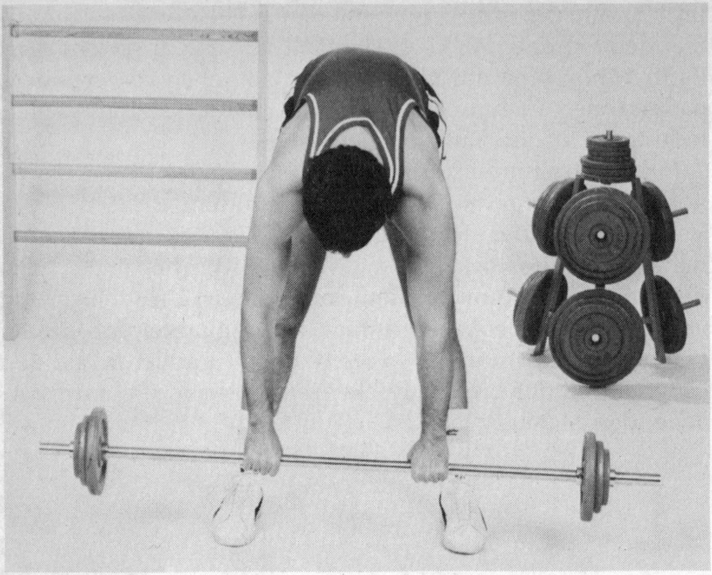

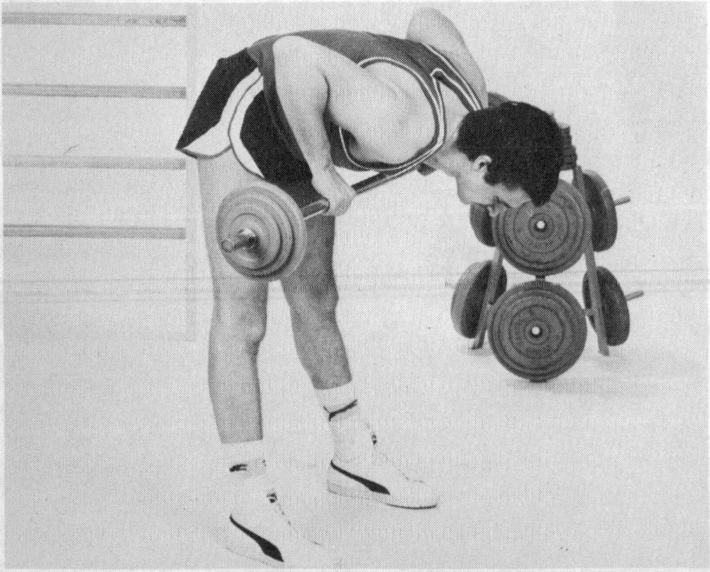

1. *Vorgebeugtes Rudern mit der Langhantel*

Eine Langhantel.

Der breite Rückenmuskel und der Triceps- und Bicepsmuskel der Arme.

Stellen Sie sich mit schulterbreit gegrätschten Beinen vor die auf dem Boden liegende Langhantel. Beugen Sie den Oberkörper nach vorne und fassen Sie die Hantel im schulterbreiten Obergriff. Ziehen Sie die Hantel langsam zur Brust und lassen Sie sie wieder herab, ohne daß sie dabei den Boden berührt. Anschließend ziehen Sie die Hantel wieder gerade nach oben, bis die Stange kurz die Brust berührt, und lassen sie herab.

Sie sollten den Oberkörper in der Vorbeuge halten und die Hebe- und Senkbewegung der Hantel nur mit Hilfe des Latissimus durchführen. Halten Sie den Rücken gerade. Machen Sie gegebenenfalls ein leichtes Hohlkreuz, um die Belastung der Wirbelsäule zu verringern. Spannen Sie die Muskeln der Wirbelsäule isometrisch an. Diese umschließen dann die Wirbelsäule wie ein Schraubstock und schützen sie vor Verletzung.

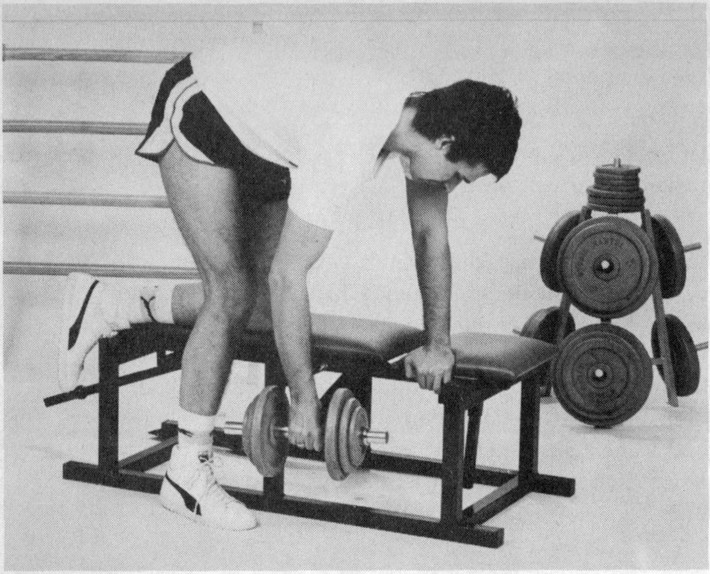
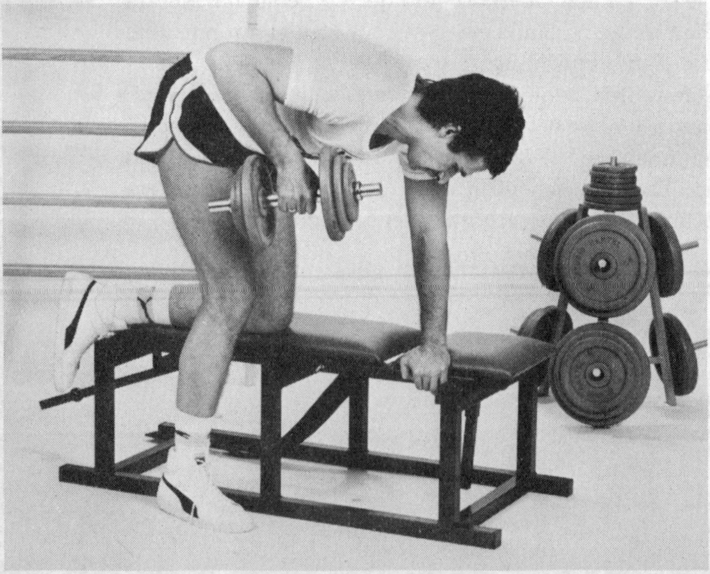

2. Vorgebeugtes Rudern einarmig mit der Kurzhantel

Eine Kurzhantel und eine Trainingsbank.

Der breite Rückenmuskel, der Beuger und Strecker des Oberarmes.

Mit einem Bein knien Sie sich auf die Bank, bringen Ihren Oberkörper in die Vorbeuge und stützen sich mit der freien Hand auf der Bank ab. Den Trainingsarm mit der Hantel lassen Sie an der Seite der Bank herunterhängen, die Hantelstange parallel zur Bank. Aus dieser Position ziehen Sie die Hantel gerade zur Brust und lassen sie langsam wieder herab. Machen Sie mit jedem Arm 10–12 Wiederholungen und wechseln Sie dann ohne Pause auf die andere Seite.

Sie können die Hantel auch parallel zu Ihren Schultern halten und nach oben führen. Entscheidend für den Trainingserfolg ist die langsame und korrekte Ausführung der Übung. Atmen Sie beim Herablassen der Hantel ein und im letzten Drittel der Bewegung des Hochziehens aus. Machen Sie am Anfang 3 Sätze mit 10–12 Wiederholungen und steigern Sie auf 4–5 Sätze mit 8–10 Wiederholungen.

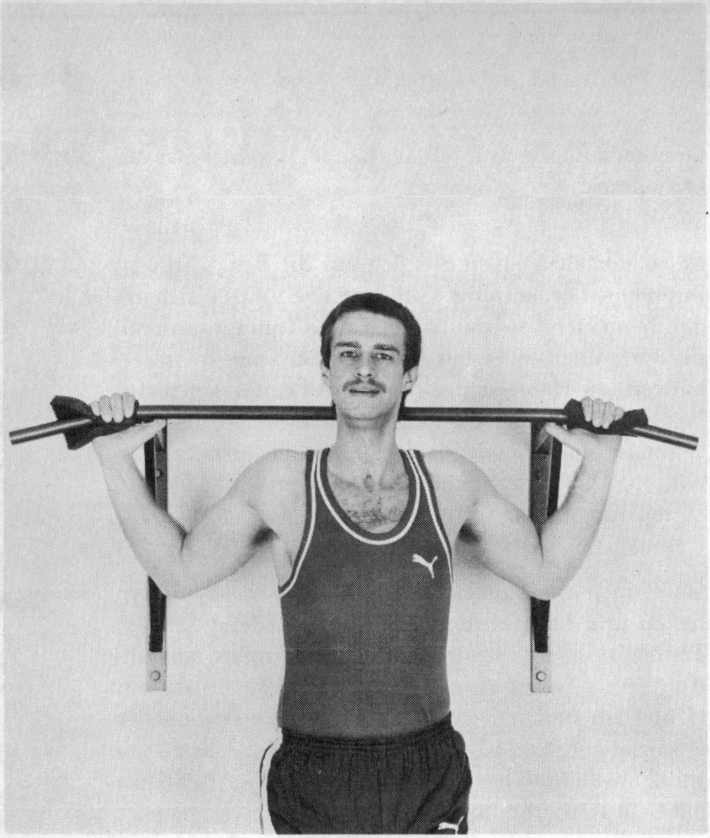

3. Klimmzüge in verschiedenen Griffvariationen

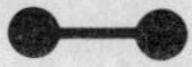

Eine Klimmzugstange oder eine Reckstange, die Sie im Türrahmen befestigen können.

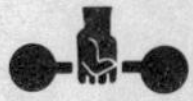

Eine Vielzahl von Muskeln, da der Klimmzug eine Universalübung ist. Im einzelnen werden für einen Klimmzug die Beugemuskulatur der Handgelenke und Finger, der zweiköpfige Oberarmmuskel, der Oberarm-Speichemuskel, der Trapezmuskel, der breite Rückenmuskel und die Schenkelanzieher beansprucht. Durch die Variation in der Griffbreite und das Hochziehen des Körpers, einmal mit dem Kopf vor, einmal mit dem Kopf hinter der Klimmzugstange, werden bestimmte Muskeln noch gezielt angesprochen.

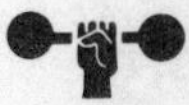

a) Klimmzug, breiter Griff, Kopf vor der Stange

Fassen Sie die Klimmzugstange sehr breit im Obergriff und ziehen Sie den Körper nach oben. In der Endphase der Übung befindet sich die Klimmzugstange im Nakken. Lassen Sie den Körper langsam herab, ohne mit den Füßen den Boden zu berühren. Durch den breiten Griff und die Position des Kopfes vor der Klimmzugstange werden der breite Rückenmuskel, die mittlere und hintere Partie des Deltamuskels und der Trapezmuskel besonders angesprochen.

b) Klimmzug breiter Griff, Kopf hinter der Stange

Die Grundposition bei dieser Übung ist die gleiche wie in der vorgenannten. Der Unterschied liegt in der Position des Kopfes in der Endphase: Sie haben dann die Klimmzugstange vor dem Kinn. Auch hier sollen

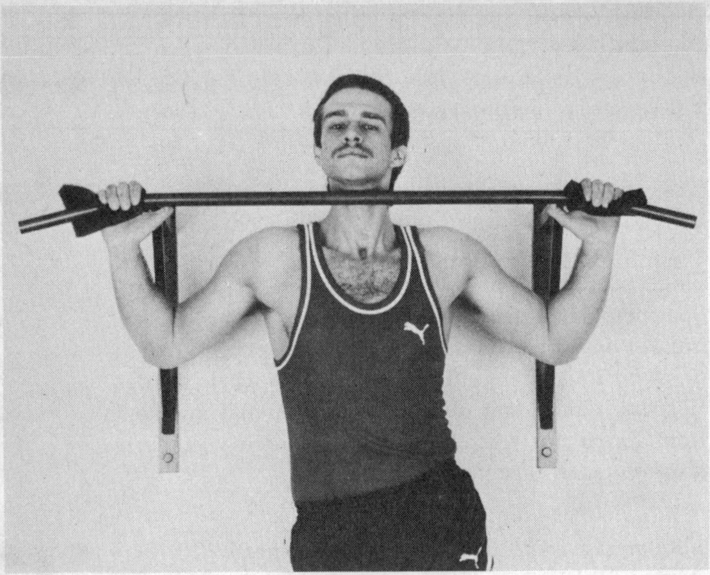

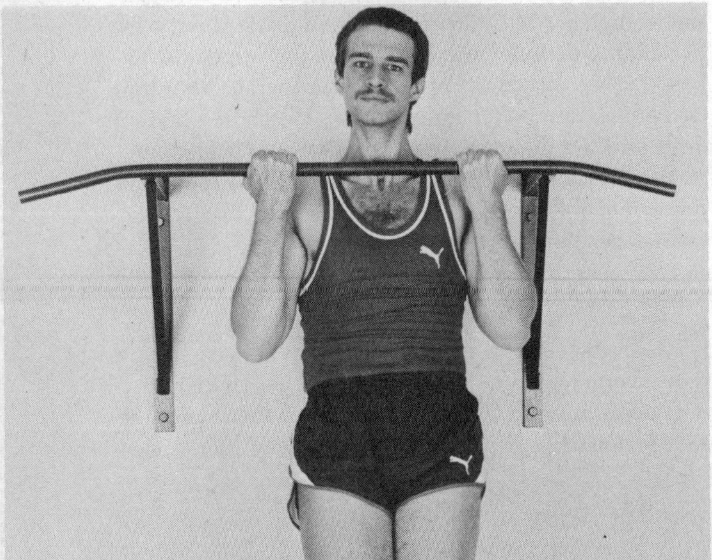

die Füße beim Herablassen den Boden nicht berühren. Fangen Sie den Körper vorher ab und ziehen Sie ihn aus dieser Position wieder nach oben. Bei dieser Übung beanspruchen Sie neben dem Latissimus auch die vordere und mittlere Partie des Deltamuskels.

c) Klimmzug, enger Untergriff
Fassen Sie die Klimmzugstange im engen Untergriff – die Handflächen zeigen zum Körper – und ziehen Sie den Körper nach oben, bis Sie mit dem Kinn über die Klimmzugstange reichen. Lassen Sie sich langsam herab, ohne mit den Füßen den Boden zu berühren, und ziehen Sie den Körper erneut nach oben. Durch den Untergriff und das enge Fassen der Hantelstange wird neben den bereits genannten Muskeln auch noch der große Brustmuskel (Musculus pectoralis major) beansprucht.

Anfangs reicht das eigene Körpergewicht aus, wenn Sie die Übung erschweren wollen, können Sie sie mit einem Spezialgürtel machen, an dem Sie eine Hantelscheibe befestigen können, um so Ihr Körpergewicht zu erhöhen. Je nach Körpergewicht und Konstitution können Sie sich die Klimmzüge etwas erleichtern, wenn Sie mit einem Partner trainieren. Lassen Sie sich von Ihrem Partner über den ›toten Punkt‹ helfen, indem er Ihnen mit einem kleinen Schub Hilfestellung beim Hochziehen des Körpers gibt. Wenn Sie am Endpunkt der Übung sind, spannen Sie die Muskeln gegen Ihr Gewicht und lassen Sie den Körper so langsam wie möglich herab. Wenn Sie keinen Trainingspartner haben, können Sie sich auch mit den Füßen vom Boden abstoßen und so den toten Punkt mit einem Schwung überwinden. Wenn Sie die Übung mit einem Türreck machen, können Sie das Berühren des Bodens mit den Füßen vermeiden, indem Sie die Beine entsprechend anwinkeln. Machen Sie am Anfang 3 Sätze mit 10–15 Wiederholungen und steigern Sie später auf 4–5 Sätze mit 15–20 Wiederholungen.

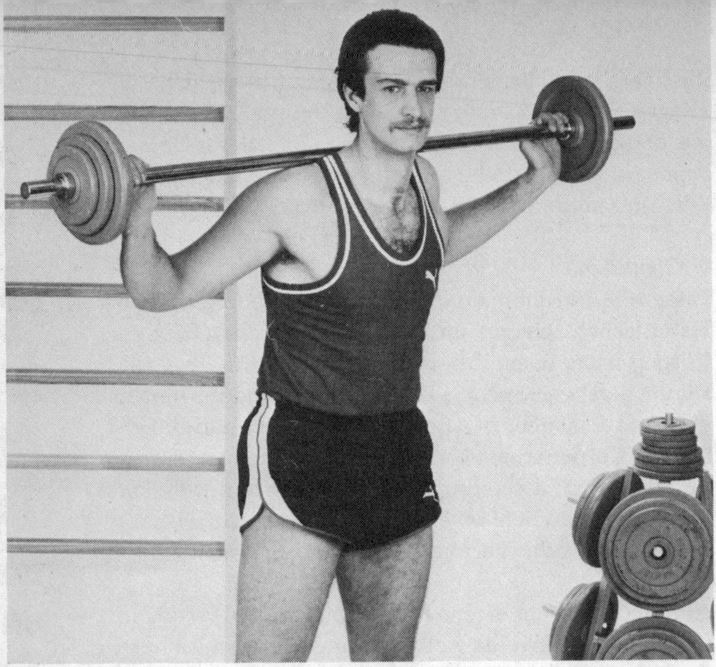

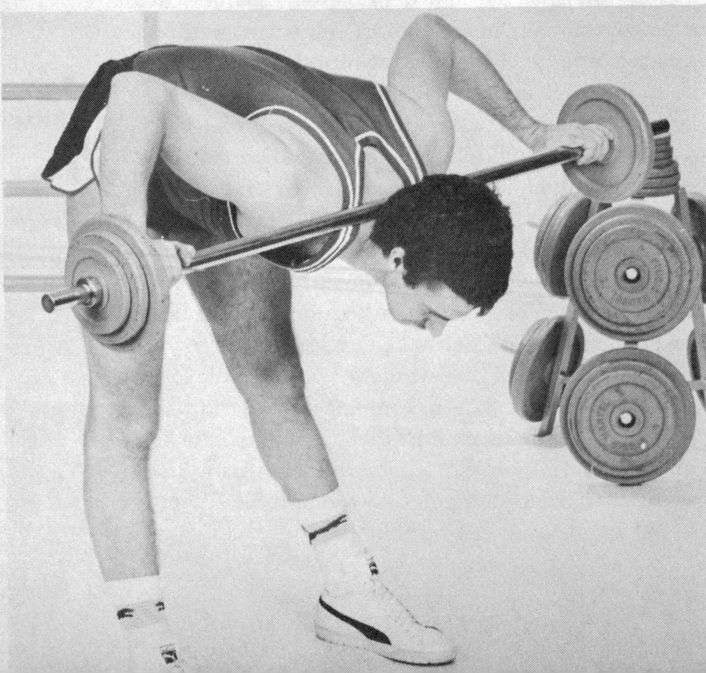

4. Vorbeugen mit der Langhantel

Eine Langhantel.

Die untere Rückenmuskulatur.

Stellen Sie sich mit schulterbreit gegrätschten Beinen gerade hin. Halten Sie die Langhantel mit einem breiten Obergriff fest im Nacken und gehen Sie langsam mit dem Oberkörper in die Vorbeuge, indem Sie ihn in der Beckengegend einknicken. Richten Sie den Oberkörper langsam auf und gehen Sie wieder in die Vorbeuge.

Vermeiden Sie schnelle, ruckartige Bewegungen, das Verletzungsrisiko ist sonst zu groß. Trainieren Sie am Anfang mit einem leichten Gewicht, bis Sie sich an die Technik der Übung gewöhnt haben. Atmen Sie beim Vorbeugen ein und im letzten Drittel des Hochgehens aus. Am Anfang machen Sie 3 Sätze mit je 10 Wiederholungen, später können Sie auf 5 Sätze mit 10–12 Wiederholungen steigern.

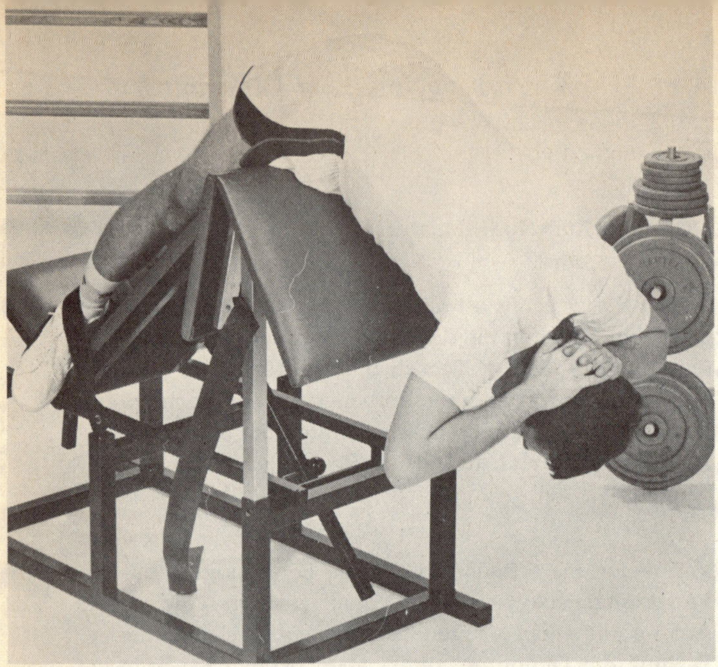

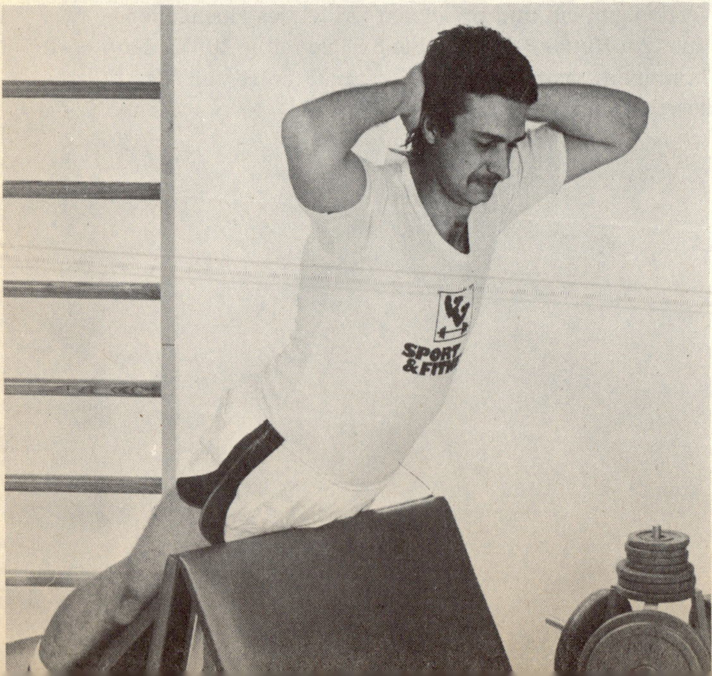

5. *Adlerübung auf der Bank*

Eine Bank mit entsprechender Einstellmöglichkeit.

Die Rückenstreckermuskeln, der untere Latissimus dorsi und die darunterliegenden Muskelschichten.

Die Sitzfläche der Bank wird so eingestellt, daß die Liegefläche mit dem oberen Ende des Curlteils abschließt. Stecken Sie die Füße durch die untere Lederschlaufe und legen Sie sich so auf die Bank, daß die Beine auf der Liegefläche aufliegen, der Oberkörper über das Curlteil herausragt und frei beweglich ist. Die Arme verschränken Sie hinter dem Kopf und den Oberkörper lassen Sie langsam nach unten herab. Aus dieser Position richten Sie den Oberkörper so weit wie möglich nach hinten auf und versuchen, den Rücken gerade zu machen und ihn sogar noch etwas weiter durchzubiegen. Anschließend lassen Sie den Oberkörper langsam nach unten herab und richten ihn wieder auf.

Beachten Sie die Hinweise bei der vorangegangenen Übung und führen Sie die gleiche Zahl an Wiederholungen und Sätzen aus.

Die großflächigen Brustmuskeln geben dem Brustkorb sein rundes gewölbtes Aussehen. Kräftig ausgebildet, sind sie ein sicheres Kennzeichen für einen Bodybuilder.

Der breite, flache Muskel, der fast den gesamten Brustkorb bedeckt, ist der große Brustmuskel (Musculus pectoralis major). Er bewegt den Arm nach vorn und zieht ihn an die Brust heran. Seinen Ursprung nimmt er von Schlüsselbein, Brustbein und den Rippen und setzt am oberen Ende des Oberarmknochens an.

Er verdeckt den kleinen Brustmuskel (Musculus pectoralis minor), der an den Rippen entspringt und am sogenannten Rabenschnabelfortsatz mündet. Dieser unterstützt fast alle Bewegungen des großen Brustmuskels und hilft darüber hinaus bei der Atmung, indem er die Rippen und damit den Brustkorb hebt.

Der große Sägemuskel (Musculus serratus anterior) entspringt mit sägeförmig gezähntem Ansatz an den oberen neun Rippen, umfaßt seitlich den Brustkorb und setzt an der Innenseite des Schulterblattes an. Er wirkt beim Hochstrecken des Armes mit, indem er das Schulterblatt zur Seite zieht und dreht und so das Schultergelenk mit Arm über die Waagerechte hinaus hebt. Genauso wie der Brustmuskel unterstützt er die Atmung.

Die kräftige Ausbildung der Brustmuskulatur unterstützt Sie wirkungsvoll in allen Sportarten, die den Einsatz des Oberkörpers bedingen z. B. Ringen, Tennis, Schwimmen und Turnen. Die Brustmuskulatur wird ebenfalls bei Kampfsportarten wie Judo, Karate, Boxen usw. stark gefordert. Ein entsprechendes Training beugt wirkungsvoll Verletzungen in diesen Sportarten vor.

Wichtig beim Training der Brustmuskulatur ist die richtige Atemtechnik. Falsche Atmung oder Preßatmung kann z. B. beim Bankdrücken zu einem solchen starken Druck auf die Blutgefäße führen, daß diese platzen. Atmen Sie immer beim Herablassen der Hantel ein und beim Drücken der Hantel im letzten Drittel der Bewegung aus. Bei den fliegenden Übungen mit den Kurzhanteln sollten Sie an die ›Instabilität‹ im Schultergelenk denken und diese Übungen anfangs mit leichten Gewichten machen. Erst wenn die Muskulatur des Schultergürtels und der Brust entsprechend trainiert ist, können Sie das Gewicht steigern. Da beim Bankdrücken schnell hohe Gewichte erreicht werden, sollten Sie niemals mit kalten Muskeln an diese Übungen herangehen. Nehmen Sie ein leichtes Gewicht und machen Sie 1 oder 2 Sätze mit 20–30 Wiederholungen. Gehen Sie erst zum normalen Trainingsgewicht der Hantel über, nachdem der Brustmuskel aufgewärmt wurde.

Beim Training in einem Studio werden Sie feststellen, daß Sie im Bankdrücken mit einer freien Hantel ca. 30 % weniger Gewicht als an einer Maschine zur Hochstrecke bringen. Dieses liegt daran, daß Ihnen die Maschine die Stabilisierung – also das Geradehalten – der Hantel abnimmt, und Sie sich voll aufs Drücken der Hantel konzentrieren können. Am Anfang empfehle ich trotzdem das Training mit der freien Hantel, da es ein Gefühl für die Hantel entwickelt und die notwendige Konzentration im Umgang mit der Hantel fördert.

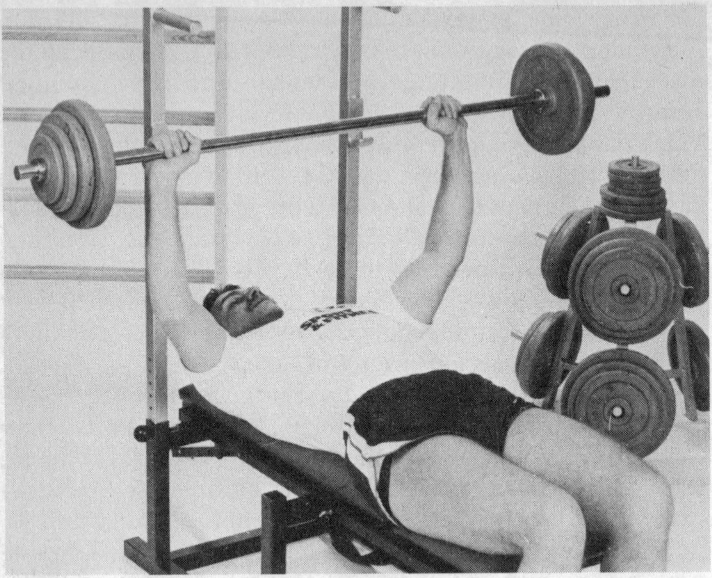

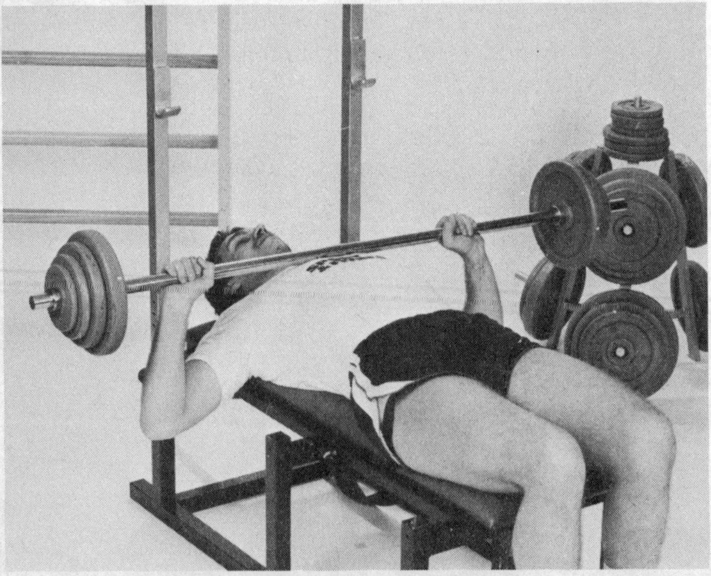

1. Bankdrücken mit der Langhantel

Eine Drückerbank und eine Langhantel.

Der große Brustmuskel, der vordere Deltamuskel und der Triceps.

Legen Sie sich mit dem Rücken auf die Drückerbank. Die Hantelablage sollte sich in bequemer Reichweite über Ihrem Kopf befinden. Nehmen Sie die Hantel aus der Ablage, strecken Sie die Arme und atmen Sie dabei aus. Lassen Sie die Hantel langsam bis auf die Brust herab, atmen Sie dabei ein und drücken Sie wieder in die Hochhalte. Beim Hochdrücken atmen Sie im letzten Drittel der Bewegung aus.

Anfangs sollten Sie die Hantel mittelweit im Obergriff fassen und 3 Sätze mit 10–12 Wiederholungen machen. Später können Sie die Griffweite variieren, indem Sie die Hantel entweder im engen oder im sehr weiten Obergriff fassen und nach oben drücken. Bei dieser Übung handelt es sich um eine der wesentlichen Grundübungen zur Entwicklung der Brustmuskulatur, die Sie in jedes Brust-Trainingsprogramm einbauen sollten.

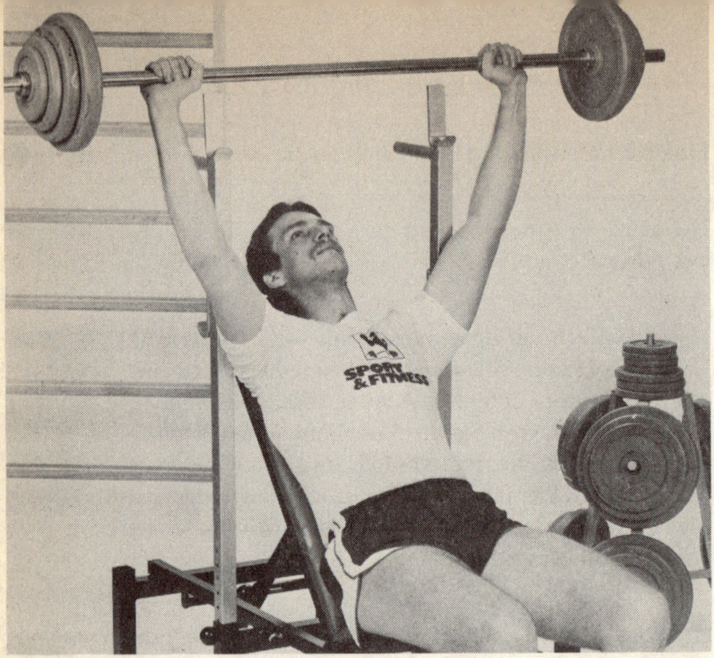
SPORT
& FITNESS

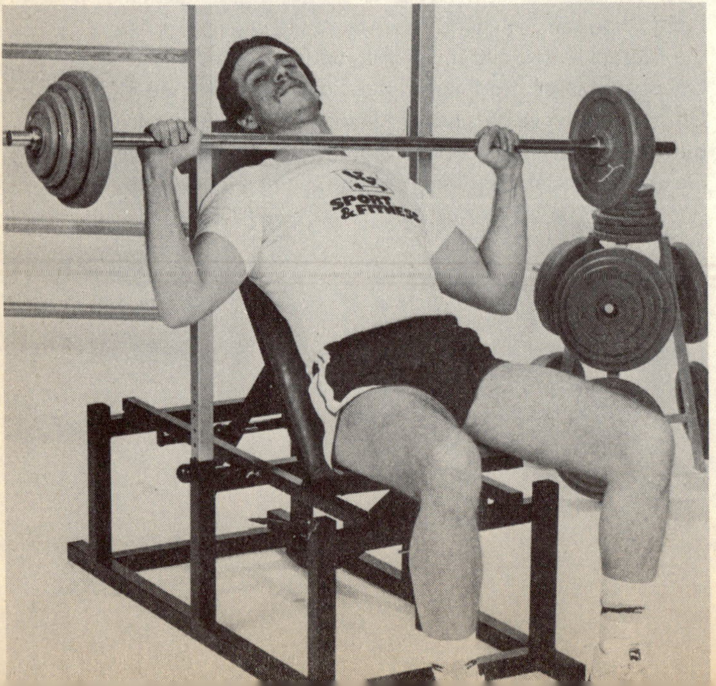
SPORT
& FITNESS

2. Schrägbankdrücken mit einer Langhantel

Eine Trainingsbank, deren Rückenteil Sie verstellen können, und eine Langhantel.

Der obere Teil des großen Brustmuskels, der Sägemuskel, der Triceps und der vordere Teil des Deltamuskels.

Verstellen Sie den Rückenteil der Bank auf ca. 45°, so daß Sie mit dem Oberkörper schräg nach oben sitzen. Nehmen Sie die Hantel aus der Ablage, drücken Sie nach oben und atmen dabei aus. Anschließend lassen Sie die Hantel langsam auf die Brust herab, atmen dabei ein und drücken wieder nach oben. Beim Hochdrücken atmen Sie im letzten Drittel der Bewegung aus.

Je schräger der Rückenteil eingestellt wird, desto mehr werden die Muskeln des Schultergürtels angesprochen. Mit einem leichten Gewicht können Sie den für Sie richtigen Einstellwinkel der Bank ausprobieren. Anfangs machen Sie 3 Sätze mit 10–12 Wiederholungen, später können Sie auf 4–5 Sätze mit 8 Wiederholungen steigern.

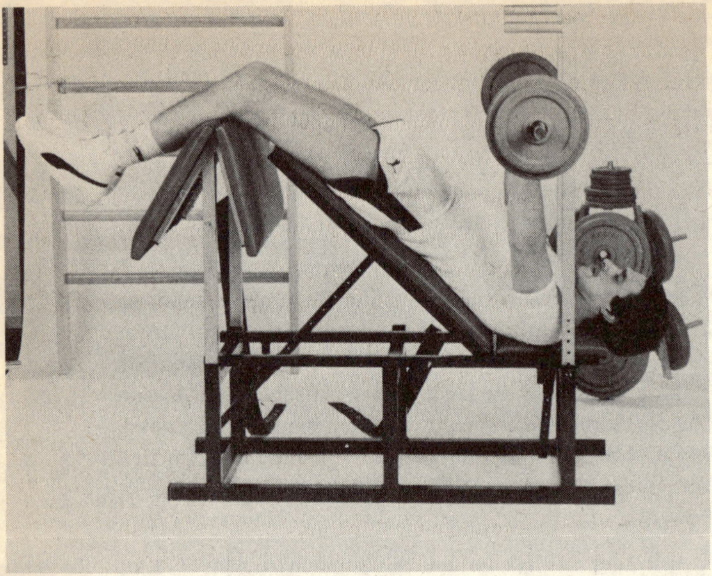

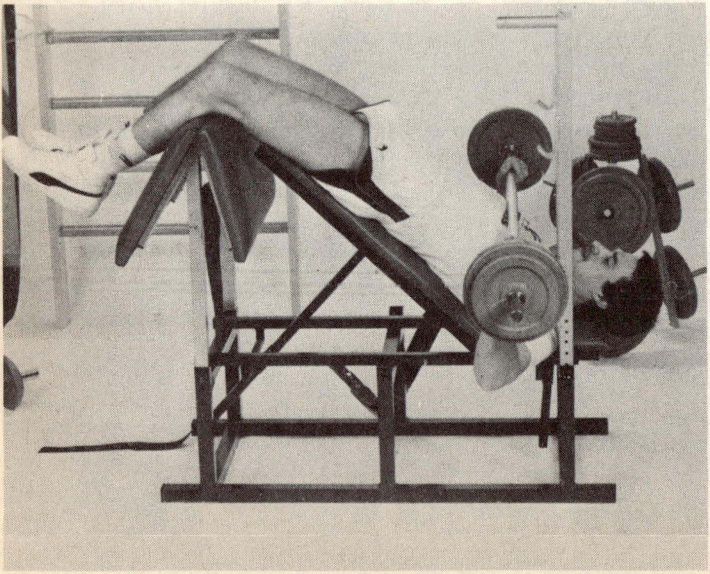

3. Schrägbankdrücken nach unten mit der Langhantel (Incline Press)

Eine verstellbare Trainingsbank und eine Langhantel.

Die untere Region der Brustmuskulatur, der Triceps und der vordere Teil des Deltamuskels.

Der Curlteil wird in die dafür vorgesehenen Halterungen am hinteren Ende der Bank gesteckt, das Rückenteil in die entsprechende Schräglage gebracht. Legen Sie sich mit dem Oberkörper nach unten auf die Bank. Die Hantel sollte sich bequem erreichbar über dem unteren Teil der Brust befinden. Nehmen Sie die Hantel aus der Ablage, strecken Sie die Arme und atmen Sie aus. Lassen Sie die Hantel langsam auf die Brust herab, so daß Sie mit der Stange unterhalb der Brustwarzen aufkommen und drücken Sie sie wieder nach oben. Atmen Sie beim Herablassen der Hantel ein und beim Hochdrücken im letzten Drittel der Bewegung aus.

Am Anfang machen Sie 3 Sätze mit 10–12 Wiederholungen, später 4–5 Sätze mit 8 Wiederholungen. Sie können diese Übung auch auf einem Schrägbrett ausführen. Dazu brauchen Sie allerdings einen Partner, der Ihnen die Hantel angibt und abnimmt und der auch während der Wiederholungen ständig bereit sein sollte, gegebenenfalls Hilfestellung zu leisten.

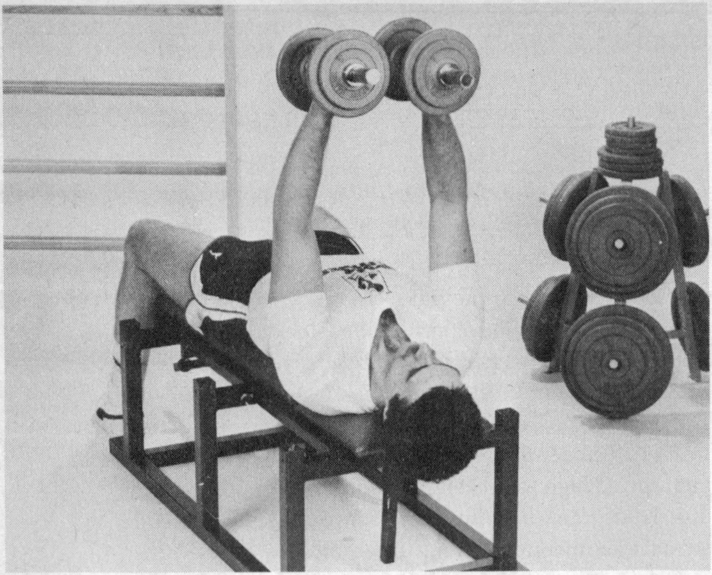

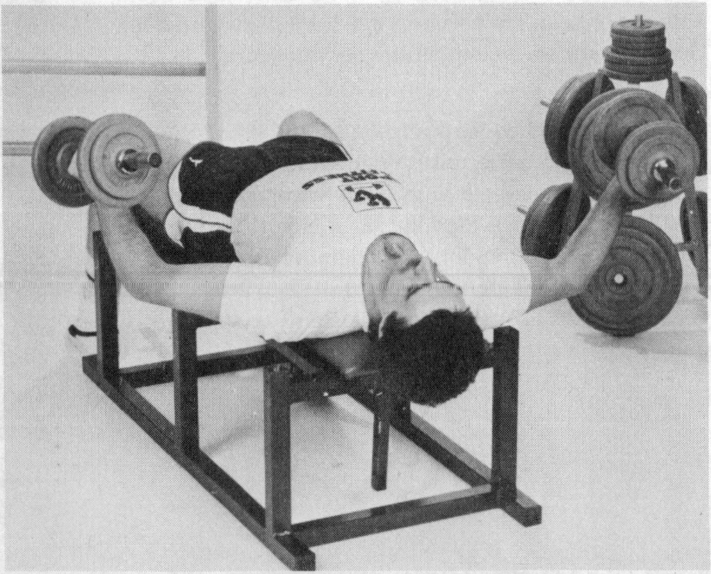

4. *Flieger mit zwei Kurzhanteln*

Eine Flachbank und zwei Kurzhanteln.

Die Brustmuskulatur und der hintere Teil des Deltamuskels.

Legen Sie sich mit dem Rücken auf die Bank und halten Sie die zwei Kurzhanteln mit gestreckten Armen über der Brust, so daß sich die Hantelscheiben fast berühren. Lassen Sie die Hanteln mit fast gestreckten Armen seitlich herab und führen Sie sie langsam wieder nach oben, bis sich die Hantelscheiben fast berühren. Beim Herablassen der Hanteln einatmen, beim Hochführen der Hanteln im letzten Drittel der Bewegung ausatmen.

Die Bewegung des Hochführens sollte hauptsächlich mit Hilfe der Brustmuskeln ausgeführt werden. Nehmen Sie anfangs ein leichtes Gewicht, um die Technik der Übung exakt zu lernen, und machen Sie 3 Sätze mit 10–12 Wiederholungen. Später können Sie das Gewicht erhöhen und die Anzahl der Sätze auf 4–5 und die Wiederholungen auf 8 steigern. Die exakte Ausführung der Übung schützt das Schultergelenk vor Verletzungen.

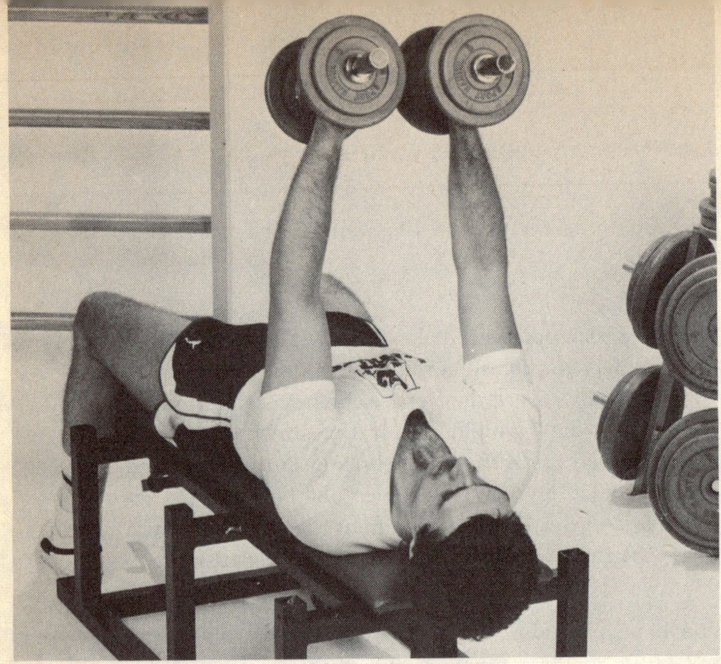

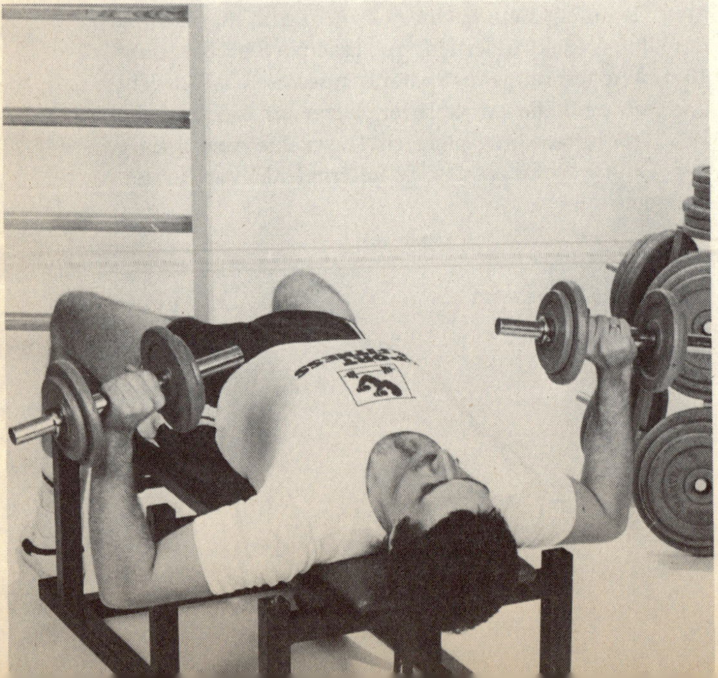

5. Gedrehter Flieger mit zwei Kurzhanteln

Eine Flachbank und zwei Kurzhanteln.

Die Brustmuskulatur, der Triceps, der vordere und hintere Teil des Deltamuskels.

Legen Sie sich mit dem Rücken auf die Flachbank. Halten Sie die beiden Kurzhanteln mit gestreckten Armen über der Brust, so daß sich die Hantelscheiben fast berühren. Lassen Sie die Hanteln langsam seitwärts herab und winkeln Sie die Arme dabei im Ellenbogengelenk an. Führen Sie im mittleren Abschnitt des Herablassens eine Drehung aus, so daß Sie die Kurzhanteln in der unteren Position wie eine Langhantel – also mit den Stangen parallel zu den Oberarmen – halten. Die gleiche Drehung führen Sie beim Hochdrücken aus, so daß sich die Hanteln in der oberen Position wieder fast mit den Scheiben berühren.

Beim Herablassen der Hanteln einatmen und beim Hochdrücken mit der Drehbewegung ausatmen. Machen Sie am Anfang 3 Sätze mit 10–12 Wiederholungen und steigern Sie auf 4–5 Sätze mit 8 Wiederholungen.

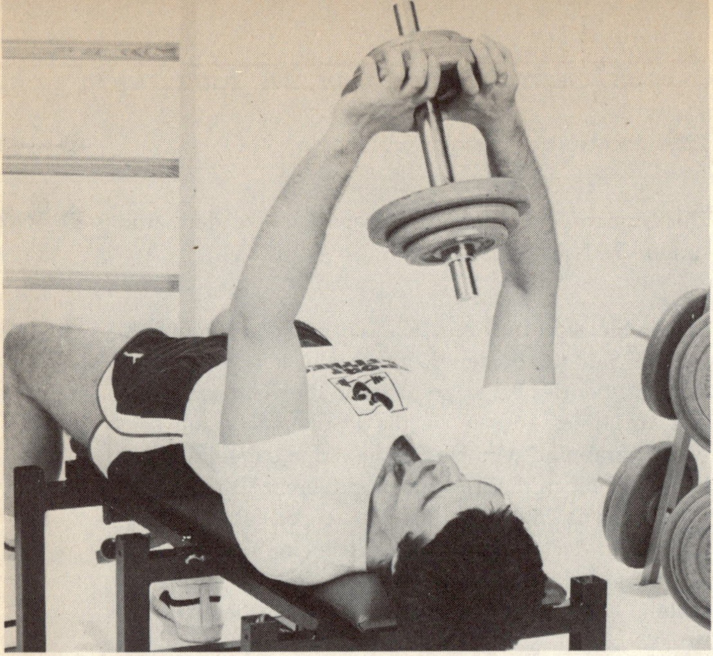

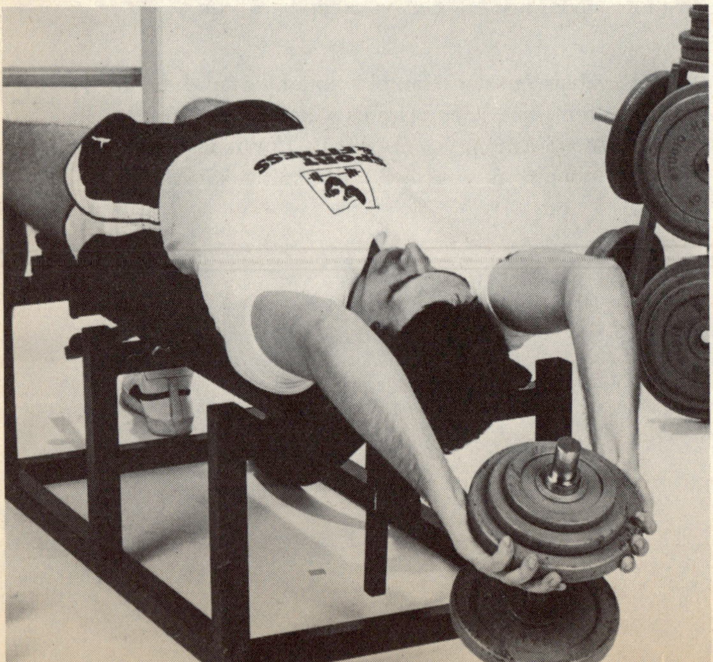

6. Überzüge mit der Kurzhantel

Eine Flachbank und eine Kurzhantel.

Der Sägemuskel und der Triceps.

Legen Sie sich mit dem Rücken auf die Flachbank und halten Sie die Kurzhantel mit gestreckten Armen über der Brust. Lassen Sie die Hantel langsam nach hinten über den Kopf herab und drücken Sie sie wieder in die Ausgangsposition.

Den Rücken sollten Sie ruhig auf der Bank liegen lassen. Beim Herablassen der Hantel einatmen und beim Hochziehen im letzten Drittel der Bewegung ausatmen. Sie können die Belastung der Ellenbogengelenke verringern, indem Sie die Arme beim Herablassen der Hantel im Ellenbogengelenk anwinkeln und erst in der Bewegung des Hochdrückens wieder strecken. Um einen maximalen Trainingsreiz zu erzielen, sollten Sie die Hantel so weit wie möglich herablassen und sie so weit nach oben führen, bis sich die Hantel über dem unteren Teil der Brust befindet. Am Anfang machen Sie 3 Sätze mit 10–12 Wiederholungen. Erst wenn Sie sicher in der Ausführung der Übung sind, können Sie das Gewicht erhöhen und die Sätze auf 4–5, die Wiederholungen auf 8 steigern.

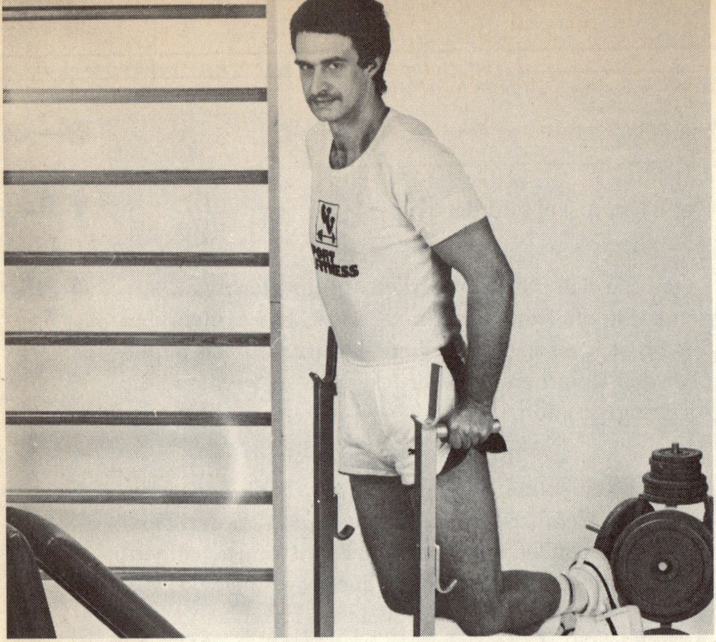

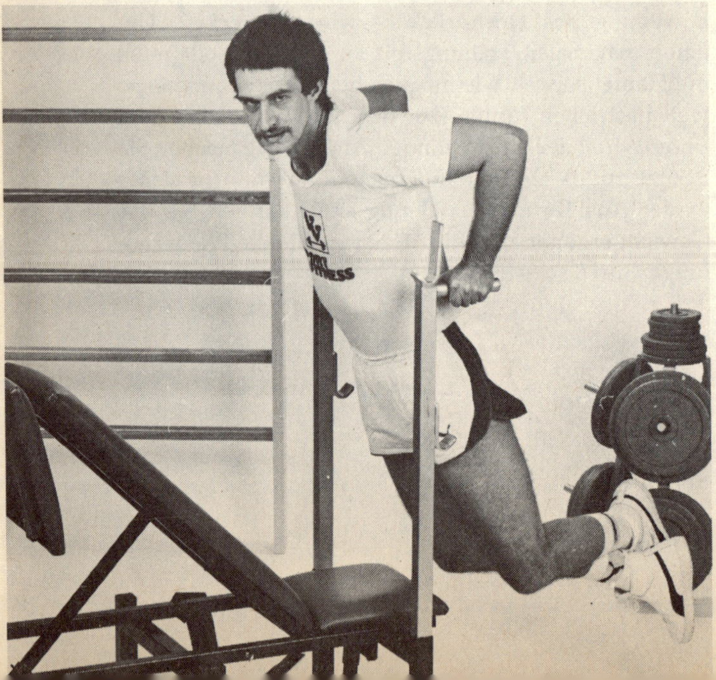

7. Bar Dips

Eine Mehrzweckbank mit Dipholmen. Sie können diese Übung auch mit zwei hochlehnigen, feststehenden Stühlen improvisieren.

Die Brustmuskulatur, der hintere Teil des Deltamuskels und der Triceps.

Hängen Sie sich mit gestreckten Armen auf die beiden Griffe der Dipholme. Winkeln Sie die Beine leicht an, damit Sie beim Herunterlassen mit den Füßen den Boden nicht berühren. Lassen Sie den Körper langsam herab, indem Sie die Oberarme im Ellenbogengelenk anwinkeln und drücken Sie sich wieder nach oben.

Den Oberkörper sollten Sie möglichst ruhig halten und die ganze Übung langsam und konzentriert ausführen. Atmen Sie beim Herablassen des Körpers ein und beim Hochdrücken im letzten Drittel der Bewegung aus. Am Anfang machen Sie 3 Sätze mit 10–12 Wiederholungen. Führen Sie diese Übung nicht am Anfang Ihres Trainingsprogramms aus, sondern erst nachdem die entsprechenden Muskeln aufgewärmt wurden. Später können Sie auf 4–5 Sätze mit 8–12 Wiederholungen steigern.

Die Muskulatur der Oberschenkel ist bei den meisten Menschen am stärksten ausgebildet, da sie das eigene Körpergewicht tragen und fortbewegen muß. Sie wird ständig beansprucht und unterliegt somit am wenigsten der Gefahr zu verkümmern. Von den Hüftmuskeln kommt dem großen Gesäßmuskel (Musculus glutaeus maximus) beim Beintraining eine entscheidende Bedeutung zu. Durch den Zug des großen Gesäßmuskels können wir uns aus der Hocke aufrichten.

Da es sich beim Kniegelenk um ein Scharniergelenk handelt, das nur die Beugung und Streckung des Beines gestattet, können wir die Muskulatur des Kniegelenks im wesentlichen in Beuge- und Streckmuskeln einteilen. Die Muskeln, die den Unter- gegen den Oberschenkel anbeugen, sitzen auf der Rückseite, die Muskeln, die das gebeugte Bein wieder strecken, auf der Vorderseite der Oberschenkel.

Der kräftigste und größte Muskel unseres Körpers ist der vierköpfige Beinstrecker (Musculus quadriceps femoris). Durch seinen ständigen Tonus fixiert er das Kniegelenk und ist somit für den aufrechten Stand des Menschen von großer Bedeutung. Er besteht aus vier Teilen: dem geraden, inneren, mittleren und äußeren Kopf. Beim geraden Teil (Musculus rectus femoris) handelt es sich um einen zweigelenkigen Muskel, da dieser Teil an der Hüfte entspringt; der innere (vastus medialis), mittlere (vastus intermedius) und der äußere Teil (vastus lateralis) nehmen ihren Ursprung am Oberschenkelknochen, sind also eingelenkige Muskeln. Alle vier Köpfe münden oberhalb der Kniescheibe und vereinigen sich in der Kniescheibensehne.

Zu den Beugemuskeln auf der Rückseite des Oberschenkels muß noch ein Teil der Wadenmuskulatur hinzugerechnet werden. Im einzelnen besteht die Beugemuskulatur des Kniegelenkes aus dem zweiköpfigen Schenkelmuskel (Musculus biceps femoris), dem Halbsehnenmuskel (Musculus semitendinosus), dem Plattensehnenmuskel (Musculus semimenbranosus), dem Schneidermuskel (Musculus sartorius) und dem Zwillingswadenmuskel (Musculus gastrocnemius). Diese Muskeln ermöglichen auch bei leicht gebeugtem Bein eine geringe Innen- und Außendrehung des Fußes. Bis auf den kurzen Kopf des zweiköpfigen Schenkelmuskels sind die Beinbeuger zweigelenkige Muskeln. Der lange Kopf des Biceps femoris entspringt am Sitzbein, der kurze Kopf am Oberschenkelknochen. Sie laufen beide zusammen und münden am Wadenbein. Der Halssehnen- und Plattsehnenmuskel entspringen beide dem Sitzbeinknochen. Der längste Muskel unseres Körpers, der Schneidermuskel, entspringt dem inneren Darmbein und zieht sich bis zur Innenseite des Schienbeinknochens. Der Zwillingswadenmuskel entspringt dem Oberschenkelknochen, bildet die Wade und setzt mit einem starken Sehnenstrang, der Achillessehne, am Fersenbein an.

Sein Gegenspieler ist der vordere Schienbeinmuskel (Musculus tibialis anterior), der die Fußspitze hebt. Der Fuß selbst enthält wie die Hand nur wenig Muskelgewebe, er wird in der Hauptsache von Sehnen durchzogen. Nur auf dem Fußrücken und auf der Fußsohle liegen einige kurze, dünne Streck- und Beugemuskeln für die Zehen.

Im Gegensatz zu der übrigen Muskulatur – außer der Bauchmuskulatur – sollten Sie das Beintraining mit mehr Sätzen und Wiederholungen durchführen. Denken Sie aber daran, daß die Bänder und Sehnen der Gelenke nicht so schnell wie die Muskeln wachsen und belastbar sind, da sie nur indirekt ernährt werden. Seien Sie also vorsichtig und steigern Sie das Gewicht der Hantel nicht zu schnell. Wählen Sie für den Anfang ein leichtes Trainingsgewicht und machen Sie 3 Sätze mit 15–20 Wiederholungen. Wenn Sie den ersten Muskelkater, der sich sicherlich einstellen wird, überwunden haben, können Sie langsam die Anzahl der Sätze bei gleichbleibender Zahl der Wiederholungen steigern. Nach einigen Monaten können Sie pro Übung 10–15 Sätze mit 15–20 Wiederholungen machen. Auch sollten Sie das Gewicht der Hantel erst nach einiger Zeit steigern, da sich die Bänder und Sehnen langsamer an die Belastung gewöhnen.

1. Hinsetzen mit der Langhantel

Halten Sie die Langhantel fest im Nacken und stellen Sie sich vor einen Stuhl oder eine Trainingsbank. Setzen Sie sich auf die Trainingsbank und stellen Sie sich wieder hin. Führen Sie diese Übung in einem zügigen Tempo aus und wählen Sie am Anfang ein leichtes Trainingsgewicht. Machen Sie anfangs 3–5 Sätze mit 15–20 Wiederholungen, später können Sie auf 8–10 Sätze mit 20 Wiederholungen steigern. Mit dieser Übung trainieren Sie den großen Gesäßmuskel und den Beinstrecker.

2. Anheben der Unterschenkel als Partnerübung

Legen Sie sich mit dem Oberkörper und den Oberschenkeln auf die Bank. Beugen Sie die Unterschenkel im Kniegelenk an. Ihr Trainingspartner umfaßt mit beiden Händen abwechselnd eine Ihrer Fersen und bildet das natürliche Gegengewicht bei dieser Übung. Versuchen Sie die Beine gegen die Kraft des Partners anzubeugen und wieder zu strecken. Machen Sie anfangs 3–5 Sätze mit 20 Wiederholungen und steigern Sie langsam auf 10 Sätze mit 20 Wiederholungen. Mit dieser Übung trainieren Sie die Beugemuskulatur der Beine.

3. Wadentraining ohne Gewichte

Stellen Sie sich mit einem Bein auf ein Podest. Halten Sie sich fest und legen Sie das andere Bein mit der Spanne des Fußes in das Kniegelenk des Trainingsbeines. Der Fuß des Trainingsbeines sollte nur mit dem Ballen auf dem Podest stehen, so daß er frei nach oben und unten bewegt werden kann. Stellen Sie sich langsam auf die Zehenspitzen und senken Sie anschließend den Fuß, soweit es das Gelenk erlaubt, herab. Machen Sie für jedes Bein 5 Sätze mit 20–30 Wiederholungen und steigern Sie im Laufe der Zeit auf bis zu 10 Sätze mit 30 Wiederholungen.

4. Wadentraining als Partnerübung

Setzen Sie sich auf eine Bank und stellen Sie beide Füße mit den Fußballen auf ein Podest. Ihr Trainingspartner setzt sich mit dem Rücken zu Ihnen auf Ihre Knie. Gehen Sie auf die Zehenspitzen und lassen Sie den Fuß wieder langsam herab. Machen Sie anfangs 5 Sätze mit 20–30 Wiederholungen, später können Sie auf 10 Sätze mit 30 Wiederholungen steigern. Sollte Ihnen im Laufe des Trainings der Partner für diese Übung zu leicht werden, lassen Sie ihn eine entsprechend schwere Kurzhantel auf den Schoß nehmen.

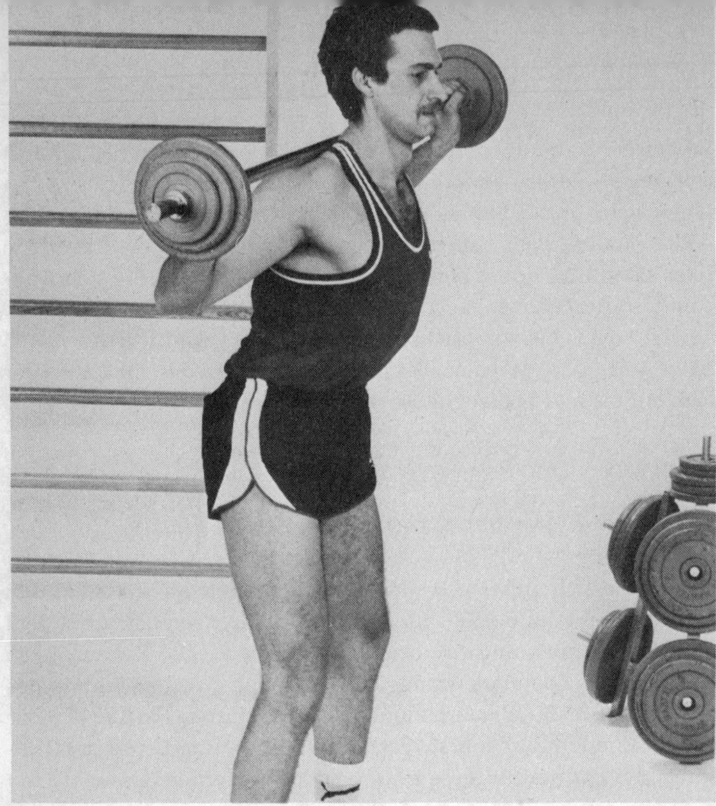

5. Kniebeuge mit der Langhantel

Eine Langhantel.

Der vierköpfige Beinstrecker und der große Gesäßmuskel.

Stellen Sie sich gerade hin und halten Sie eine Langhantel fest im Nacken. Damit die Hantel nicht im Nacken drückt, nehmen Sie ein entsprechendes Polster. Machen Sie ein leichtes Hohlkreuz, gehen Sie langsam in eine tiefe Hocke und richten Sie sich wieder auf.

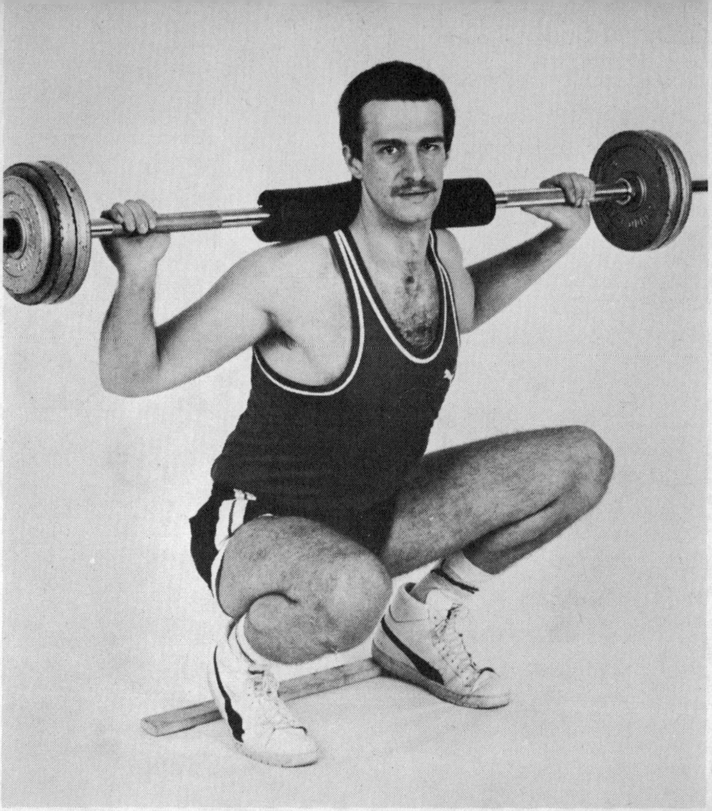

Stellen Sie sich mit den Hacken auf zwei kleine Hantelscheiben oder eine 1–2 cm starke Holzleiste. So sind Ihre Fersen leicht erhöht, und Sie vermeiden die Gefahr, aus der Hocke nach hinten umzufallen. Wenn Sie später mit einer schweren Hantel trainieren, sollten Sie unbedingt für eine Ablage sorgen, aus der Sie die Hantel ohne Umsetzen herausnehmen und wieder ablegen können. So ersparen Sie Ihrer Wirbelsäule eine Riesenbelastung. Beim Heruntergehen einatmen und beim Hochgehen im letzten Drittel der Bewegung ausatmen. Am Anfang machen Sie 5 Sätze mit 10–15 Wiederholungen, später bis zu 10 Sätzen mit 20 Wiederholungen.

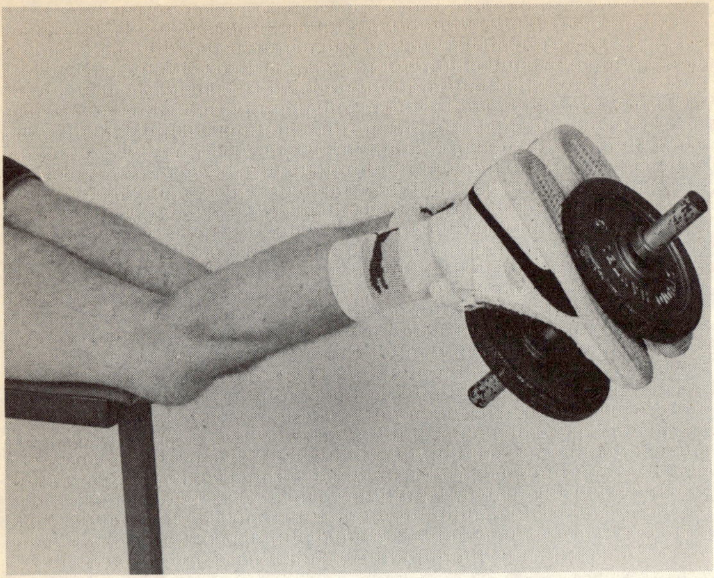

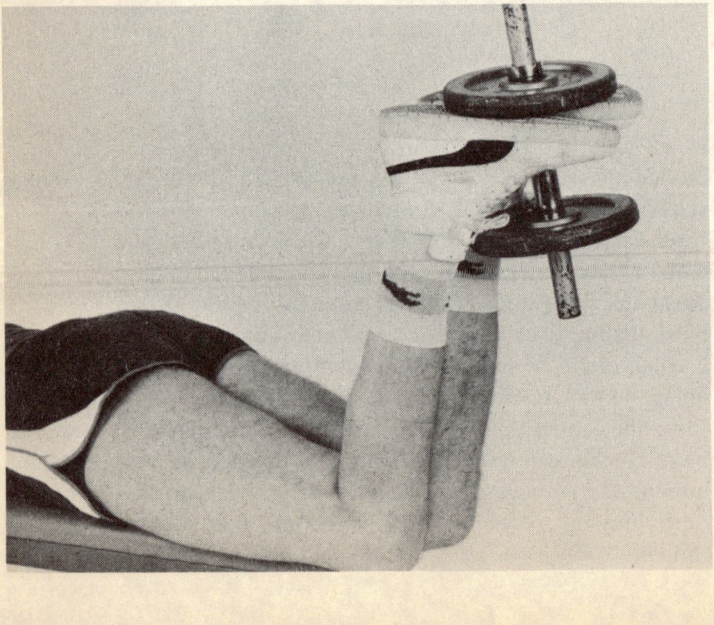

6. Anbeugen der Unterschenkel mit der Kurzhantel

Eine Flachbank und eine Kurzhantel.

Die Beugemuskulatur der Beine.

Legen Sie sich mit dem Oberkörper und den Oberschenkeln auf die Bank. Klemmen Sie eine Kurzhantel zwischen die Füße, beugen Sie die Unterschenkel an und strecken Sie die Beine wieder.

Sie können diese Übung auch mit Eisenschuhen ausführen, die Sie aber entsprechend schwer machen müssen, um einen Trainingsreiz zu erzielen. Am Anfang reichen 5 Sätze mit 15–20 Wiederholungen, später können Sie auf bis zu 10 Sätze mit 30 Wiederholungen steigern.

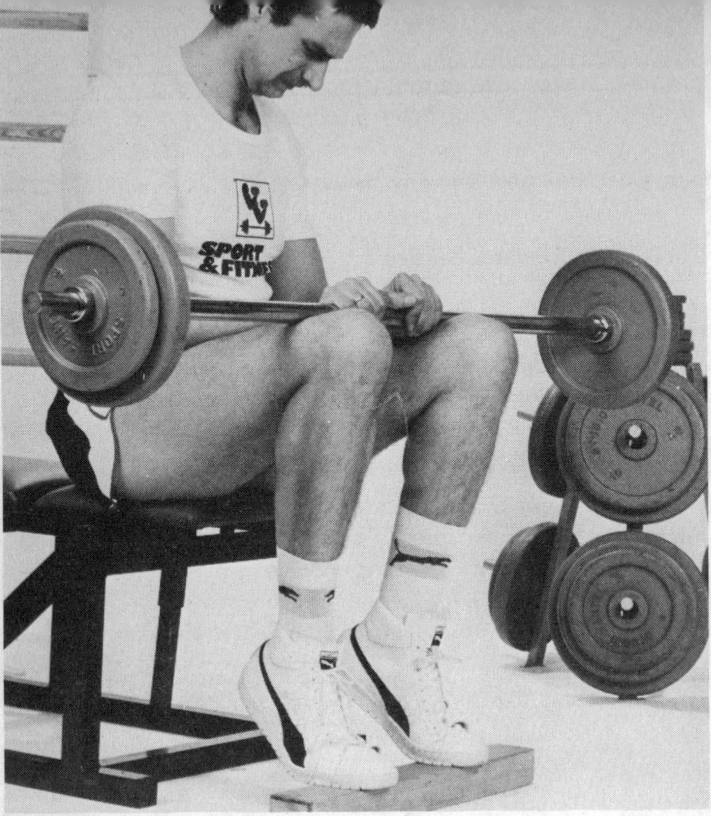

7. Wadenübung mit der Langhantel

Eine Langhantel, ein Stuhl oder eine Flachbank.

Der Zwillingswadenmuskel.

Setzen Sie sich auf das Ende der Bank und halten Sie die Langhantel mit beiden Händen auf den Knien. Die Füße stellen Sie mit den Ballen auf ein Podest. Gehen Sie mit beiden Füßen auf die Zehenspitzen und lassen Sie die Füße, so weit es das Fußgelenk erlaubt, herab.

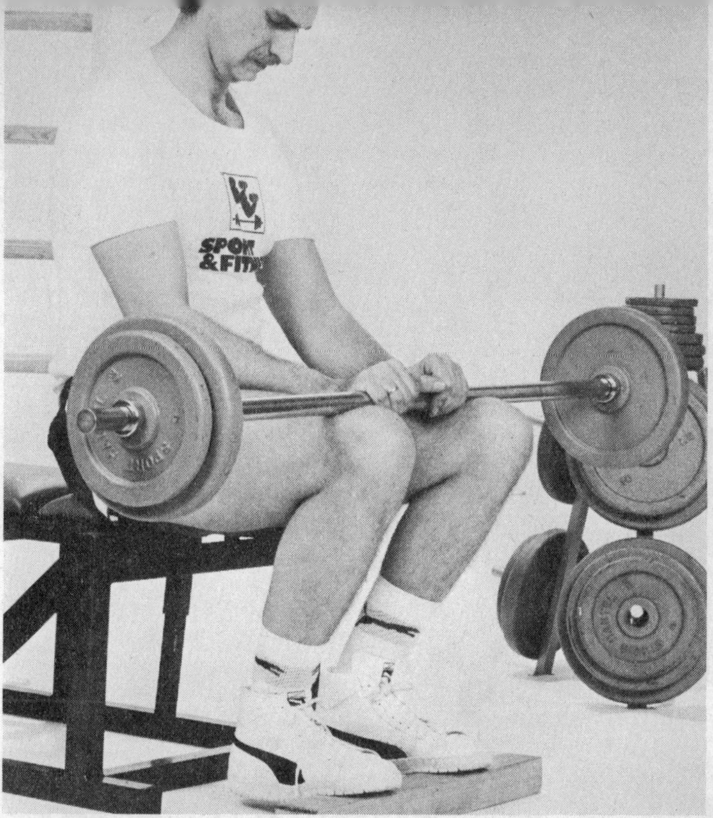

Sie können sich diese Übung durch Unterlegen eines Polsters zwischen Hantelstange und Knie erleichtern. Machen Sie am Anfang 5 Sätze mit 15–20 Wiederholungen und steigern Sie im Laufe der Zeit auf bis zu 10 Sätze mit 30 Wiederholungen. Sie können die Übung variieren, indem Sie die Position der Füße ändern. Stellen Sie einmal die Füße gerade, einmal die Fußspitzen nach außen und einmal die Fußspitzen nach innen.

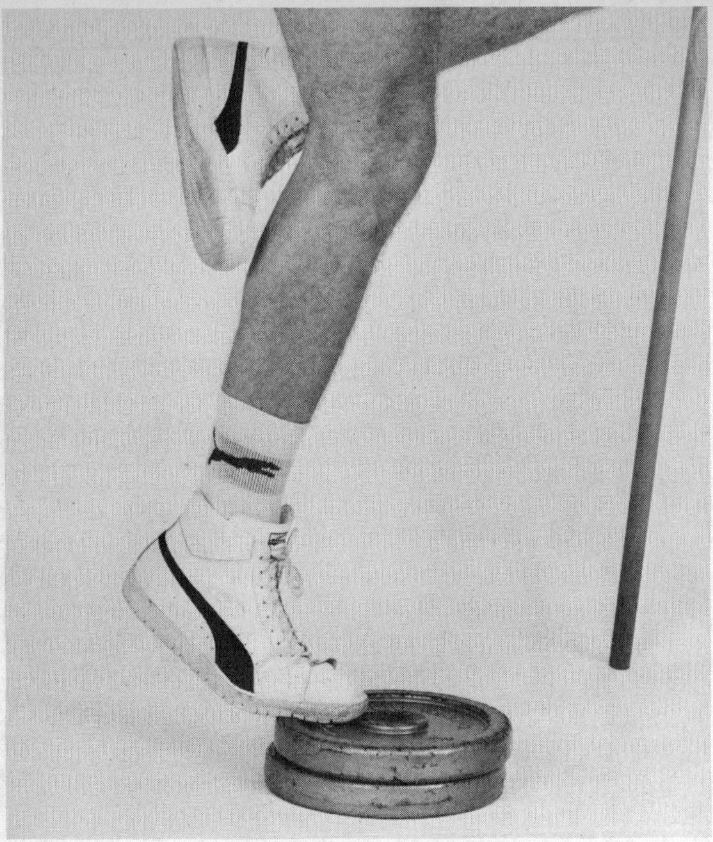

8. Wadenübung auf einem Bein stehend

Eine Erhöhung (z. B. aus zwei Hantelscheiben) und eine Möglichkeit sich festzuhalten, ggf. eine Kurzhantel.

Der Zwillingswadenmuskel.

Stellen Sie sich mit einem Fuß auf die Hantelscheiben. Den anderen Fuß legen Sie in die Kniekehle des Trai-

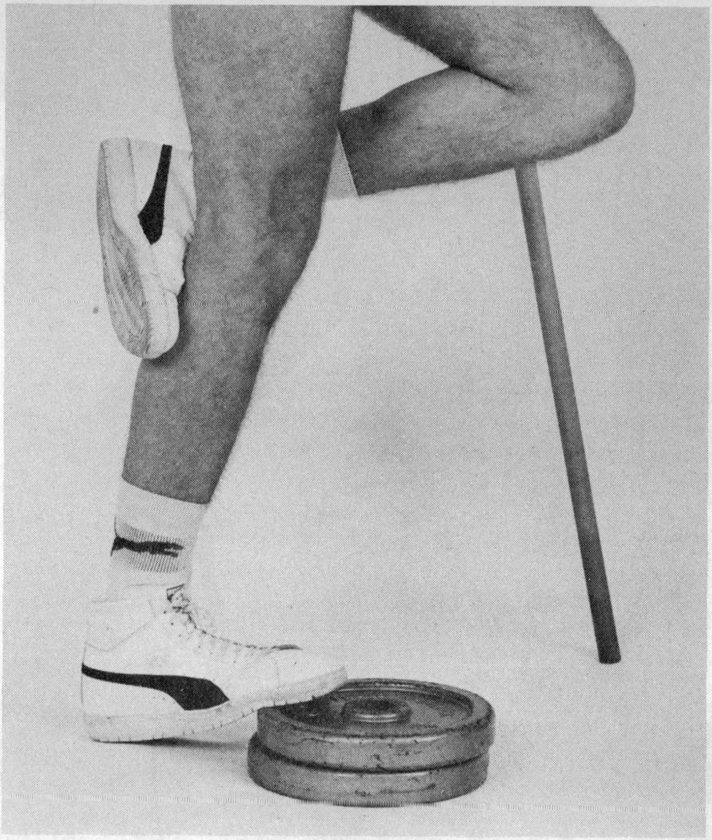

ningsbeins. Gehen Sie langsam auf die Zehenspitze und lassen Sie die Ferse anschließend langsam herab.

Sie können auch eine Kurzhantel in die freie Hand nehmen, wenn Ihnen das Gewicht Ihres Körpers nicht mehr ausreichend erscheint. Am Anfang machen Sie 3 Sätze mit 20–30 Wiederholungen, später können Sie auf bis zu 5 Sätze mit je 20–30 Wiederholungen pro Bein steigern.

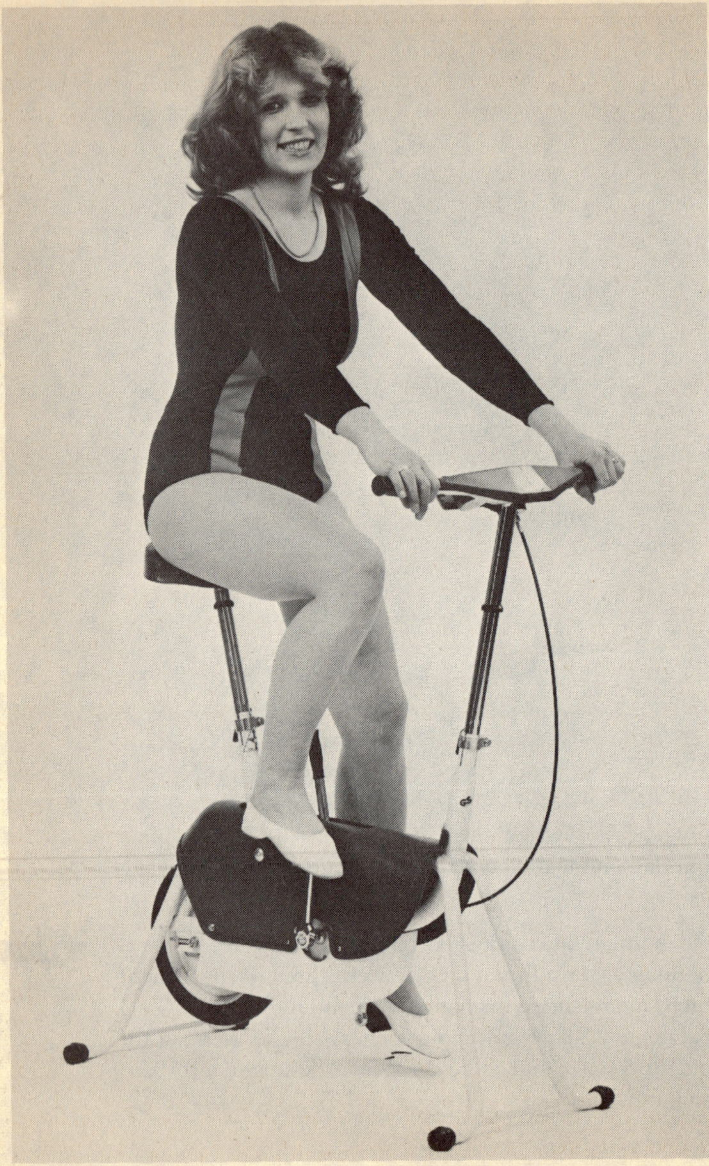

VI. Trainingsteil für Frauen

Wohl kaum eine ›männliche‹ Sportart ist in den letzten Jahren so erfolgreich von Frauen ›unterwandert‹ worden wie das Bodybuilding. Auch die Vorurteile von den muskelstrotzenden unweiblichen Frauen haben sich nicht bestätigt – im Gegenteil. Die Gründe, die viele Frauen zu den Hanteln greifen lassen, sind vielschichtig:

- eine leistungsstarke Muskulatur des gesamten Körpers, die sich nicht durch extreme Muskelvergrößerung, sondern durch Muskelstraffheit und -festigkeit auszeichnet;
- Kraftzunahme;
- Verzögerung des äußerlichen Alterungsprozesses;
- Verbesserung der körperlichen Stoffwechselfunktion;
- Vermeidung oder Regulierung von Haltungsschäden;
- Konditionsverbesserung;
- Kreislaufstabilisierung;
- Besserer Streßabbau;
- Positive Veränderung der gesamten Figur.

Ein starker Muskelzuwachs beim Hanteltraining für Frauen ist nicht zu befürchten, da ihnen die Grundlage im Hormonhaushalt, die für den Muskelaufbau verantwortlich ist, fehlt. Ein Trainingsprogramm für Frauen ist auch anders aufgebaut als ein Männertraining.

Um einen schnellen und anhaltenden Erfolg zu erzielen, sollten Sie mindestens zweimal in der Woche ca. 1 Stunde lang trainieren. Wenn Sie einmal nur eine halbe Stunde Zeit haben, gehen Sie trotzdem zum Training. Wichtig und entscheidend ist die Regelmäßigkeit des Trainings, die Dauer kommt erst an zweiter Stelle. Lassen Sie es gerade am Anfang ruhig und langsam angehen und nehmen Sie sich keine Frauen zum Vorbild, die schon seit einiger Zeit trainieren. Lassen Sie sich nicht den Spaß am Training nehmen, wenn Sie einmal mit einer Übung nicht weiterkommen. Wenn Ihnen eine Übung absolut nicht liegt, gehen Sie einfach zur nächsten über, lassen Sie die schwierige Übung für einige Zeit aus. Wenn Sie sich diese Übung später wieder vornehmen, werden Sie feststellen, welche Fortschritte Sie gemacht haben und wie mühelos Ihnen die anfangs so schwierige Übung gelingt. Gerade am Anfang legen Sie die Basis für das Training der nächsten Jahre, versuchen Sie also, die Übungen korrekt auszuführen und sich Sicherheit im Umgang mit der Hantel anzueignen. Trainieren Sie so lange, wie Ihnen das Training Spaß macht und es Ihnen nicht zur Last oder gar Qual wird. Wenn Sie es so weit kommen lassen, werden Sie das Hanteltraining schnell wieder abbrechen.

Sie sollen vom Bodybuilding keine Wunder erwarten. Wenn Sie Ihren Körper über Jahre vernachlässigt haben, werden Sie schon einige Zeit brauchen, bis Sie ihn in Form bekommen. Aber da Sie das Bodybuilding gezielt an den Schwachstellen des Körpers einsetzen können, dürften Sie bei keiner anderen Sportart so rasche Fortschritte erzielen.

Die Anatomie der Frauen unterscheidet sich nicht von der der Männer. Es werden beim Training die gleichen Muskeln beansprucht, der Unterschied zum Herrentraining liegt im Gewicht, in der Anzahl der Sätze und Wiederholungen. Das Gewicht der Hantel hängt von Ihrer körperlichen Konstitution ab, am Anfang sollten Sie ein ganz leichtes Trainingsgewicht wählen, damit Sie den exakten Ablauf der Übung schnell erlernen. Später sollten sie das Gewicht so steigern, daß Ihnen auch noch die letzte Wiederholung im letzten Satz korrekt gelingt und Sie sich dabei nicht völlig verausgaben. Am Anfang machen Sie bei jeder Übung 1 oder 2 Sätze mit 15–20 Wiederholungen, dann steigern Sie langsam auf 4 Sätze mit 12–30 Wiederholungen, je nach Übung. Hetzen Sie nicht durch das Trainingsprogramm, sondern machen Sie zwischen den einzelnen Sätzen ca. 1 Minute Pause und ruhen Sie sich zwischen den Übungen für die einzelnen Muskelgruppen ca. 5 Minuten aus.

Wenn Sie einen Heimtrainer haben, beginnen Sie jedes Training mit 5 Minuten Radfahren. Steigern Sie im Laufe der Zeit auf 10 Minuten, und wenn Sie den Widerstand des Rades erhöhen können, steigern Sie auch die Belastung beim Radfahren.

V. Trainingsteil

Erklärung der Symbole

 Benötigte Geräte

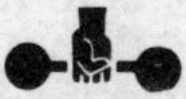 Beanspruchte Muskeln

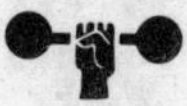 Ausführung der Übung

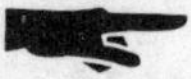 Bemerkungen und Ratschläge

Die Bauchmuskulatur ist eines der größten Sorgenkinder. Leider wird sie häufig beim Training vernachlässigt, obwohl sie zu den wichtigsten Muskelgruppen des Körpers zählt. Sie ist an fast allen Bewegungen des Rumpfes beteiligt, außer beim Aufrichten des Oberkörpers aus der Vorbeuge. Diese Bewegung wird von den Gegenspielern der Bauchmuskeln, den Rückenmuskeln, wahrgenommen. Die Bauchmuskulatur setzt sich aus den geraden Bauchmuskeln (Rectus), dem äußeren schrägen Bauchmuskel (Obliquus) und dem äußeren Bauchmuskel (Transversus) auf jeder Seite zusammen. Diese großen Muskeln verdecken in den tieferen Regionen noch einige kleinere, die hier jedoch von untergeordneter Bedeutung sind. Der auffälligste Muskel aus dieser Gruppe ist der Gerade Bauchmuskel, der – wenn er trainiert und nicht (mehr) von einer Fettschicht bedeckt ist – ein waschbrettartiges Aussehen hat.

Die Bauchmuskeln werden beim Tennis, Squash, Handball und allen verwandten Sportarten sehr beansprucht, da sie die Beuge- und Drehbewegungen des Körpers vornehmen. Eine zu schwache Entwicklung dieser Muskulatur ist der Grund vieler Sportverletzungen in diesem Bereich. Einen weiteren – nicht zu verachtenden – Einfluß übt die Bauchmuskulatur auf die inneren Organe aus. Da Sie bei den nachfolgenden Übungen die Bauchmuskeln spannen, wird der gesamte Bauchraum zusammengedrückt und damit der Darm in seiner Tätigkeit angeregt. Sie werden merken, daß die beschriebenen Übungen Verdauungsbeschwerden sehr günstig beeinflussen und Sie bei einem regelmäßigen Bauchtraining auf die Einnahme von Abführmitteln verzichten können. Außerdem hat die Bauchmuskulatur die Aufgabe, die Wirbelsäule zu stabilisieren und Haltungsschäden vorzubeugen.

Einige Übungen aus dem Bauch-Programm sollten Sie in jedes Training einbauen. Die beschriebenen Übungen stellen eine kleine, aber wichtige Auswahl aus den Möglichkeiten des Bauchmuskeltrainings dar. Da beim Bauchmuskeltraining viele Muskeln angesprochen werden, eignen sie sich gut zum allgemeinen Aufwärmen vor dem eigentlichen Training.

Sie sollten in jedes Trainingsprogramm eine oder zwei dieser Übungen einbauen. Machen Sie als Anfängerin 2 Sätze mit jeweils 15–20 Wiederholungen und steigern Sie auf 4 Sätze mit bis zu 30 Wiederholungen. Atmen Sie ein, wenn Sie den Körper herunterlassen, und aus, wenn Sie den Oberkörper wieder aufrichten.

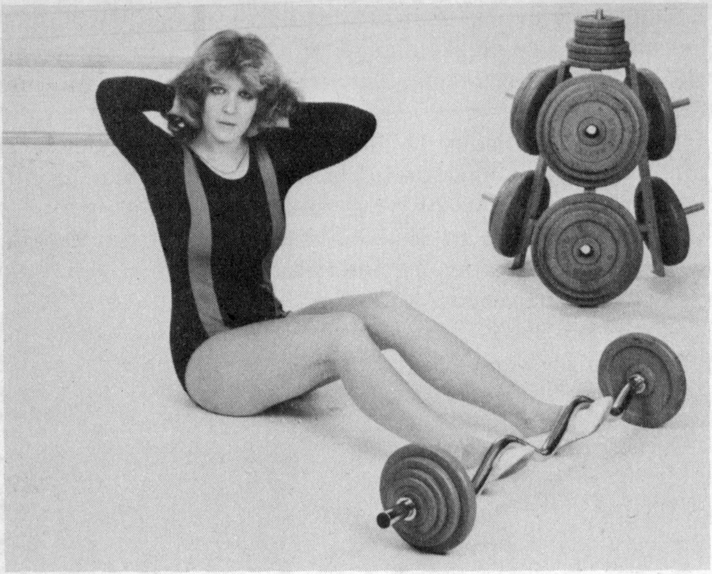

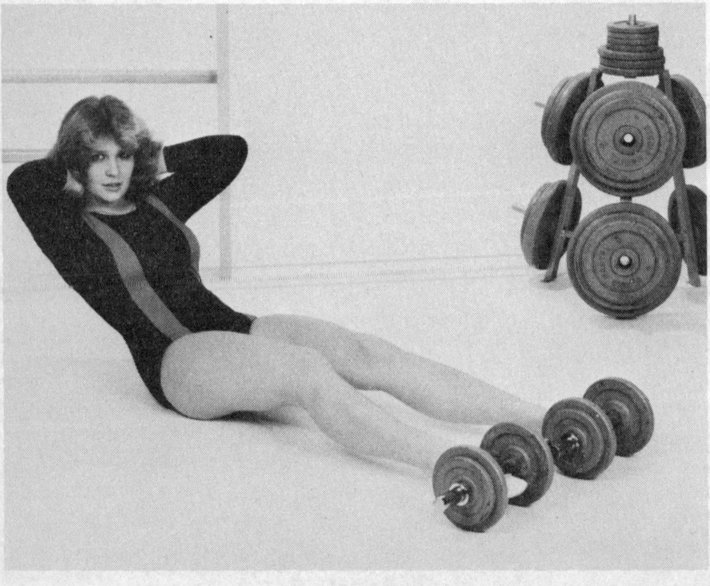

1. Aufsetzen mit den Füßen unter einer SZ-Stange

Eine SZ-Stange oder 2 Kurzhanteln.

Die obere Region der Bauchmuskulatur.

Setzen Sie sich auf den Boden und gehen Sie mit den Füßen unter die SZ-Stange. Winkeln Sie die Beine leicht an, verschränken Sie die Hände hinter dem Kopf und lassen Sie den Oberkörper langsam nach hinten herab. Halten Sie ca. 30 cm über dem Boden und richten Sie den Oberkörper wieder in Sitzposition auf.

Die Beine sollten leicht angewinkelt werden, das Ausführen der Übungen mit gestreckten Beinen bringt die Wirbelsäule in eine mechanisch ungünstige Position. Vermeiden Sie ruckartige, schnelle Bewegungen, da diese ein Verletzungsrisiko für Ihre Wirbelsäule darstellen. Sollten Sie über keine SZ-Stange verfügen, können Sie die Übung mit dem gleichen Trainingserfolg ausführen, indem Sie die Füße unter zwei Kurzhanteln stecken.

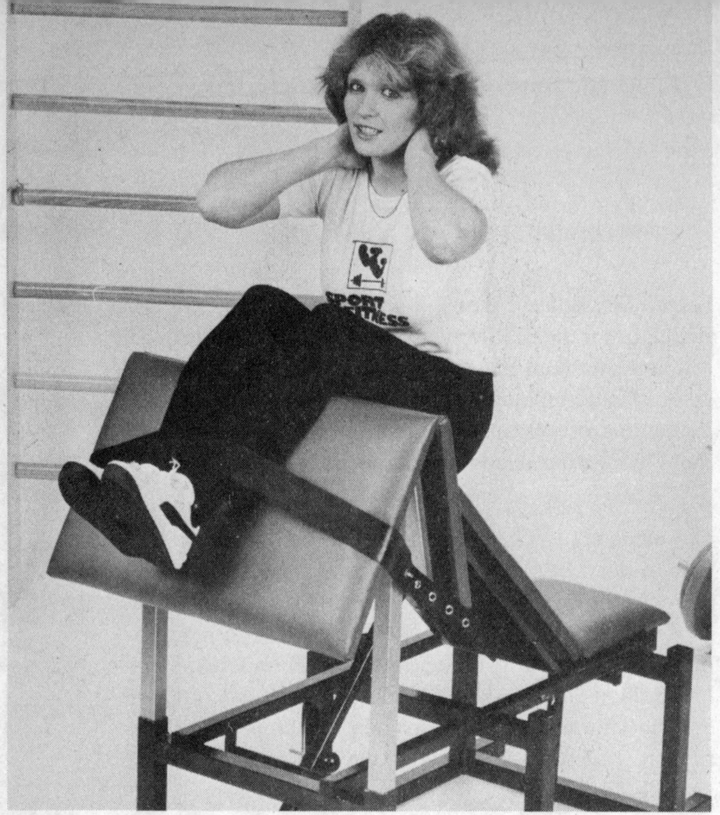

2. *Aufsetzen auf der Mehrzweckbank*

Eine Mehrzweckbank mit der entsprechenden Verstellmöglichkeit oder ein Bauchmuskelbrett.

Die obere Region der Bauchmuskeln.

Verstellen Sie die Sitzfläche der Bank, so daß sie mit dem eingesteckten Curlteil abschließt. Schieben Sie die Füße unter die Lederschlaufe und verschränken Sie die Arme hinter dem Kopf. Lassen Sie den Oberkörper

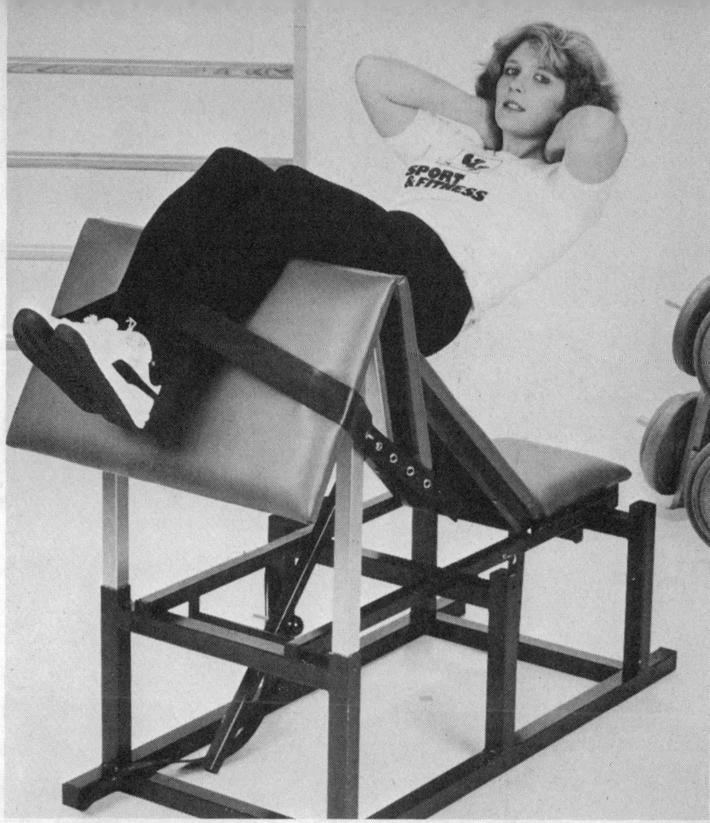

langsam nach hinten herab und richten Sie ihn ebenso langsam wieder auf.

Vermeiden Sie schnelle, ruckartige Bewegungen. Wenn Sie über keine Bank verfügen, können Sie die Übung mit dem gleichen Trainingserfolg auf dem Bauchmuskelbrett machen. Durch das Aufrichten des Oberkörpers auf der schrägen Ebene werden die Bauchmuskeln stärker beansprucht und erhalten so einen hervorragenden Trainingsreiz. Atmen Sie beim Herablassen des Oberkörpers ein und beim Aufrichten im letzten Drittel der Bewegung aus.

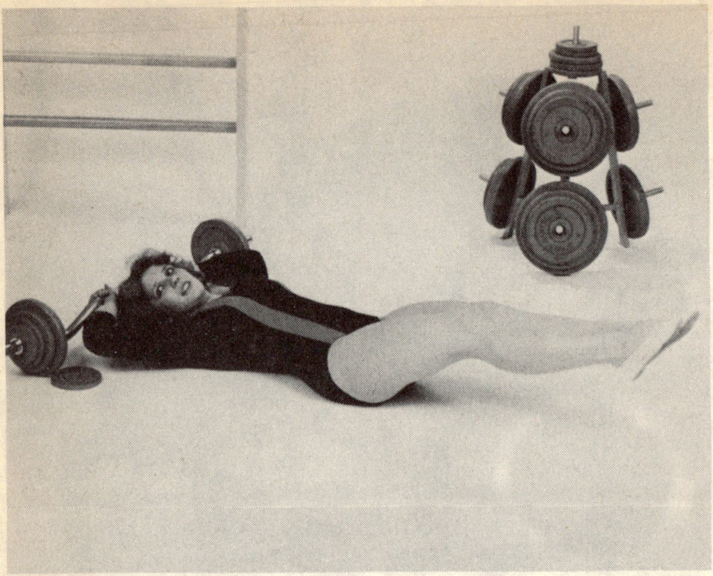

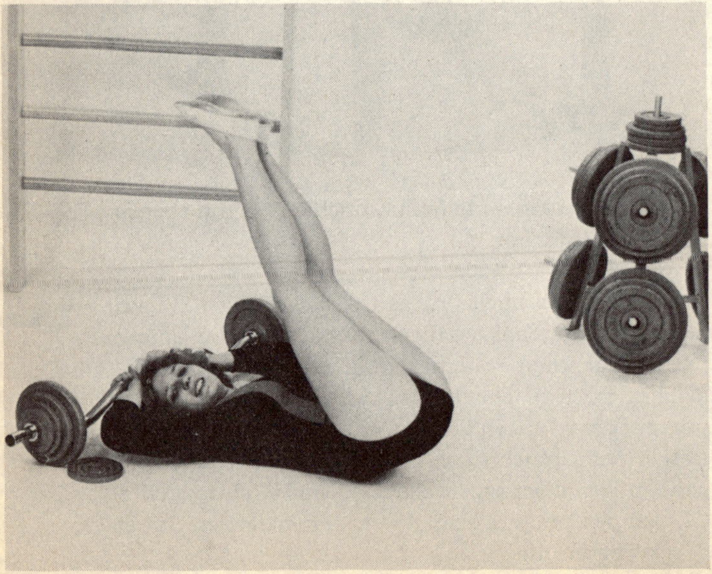

3. Beinheben

Eine Langhantel oder eine SZ-Stange.

Die untere Region der Bauchmuskulatur.

Legen Sie sich auf den Rücken und halten Sie sich mit beiden Händen an der Hantelstange fest. Heben Sie langsam die Beine, bis diese sich ungefähr in einer Senkrechten zum Körper befinden. Lassen Sie sie langsam wieder herab, ohne den Boden zu berühren und heben Sie die Beine wieder an.

Sie sollten die Hantel mit zwei kleinen Hantelscheiben gegen das Wegrollen absichern. Atmen Sie beim Herablassen der Beine ein und beim Hochheben im letzten Drittel der Bewegung aus. Als Anfängerin wird Ihnen diese Übung sicherlich etwas schwerfallen. Machen Sie daher anfangs 2 Sätze mit 10–12 Wiederholungen und steigern Sie langsam auf 4 Sätze mit bis zu 30 Wiederholungen. Sollte Ihnen diese Übung nach einiger Zeit zu leicht werden, können Sie sie mit Eisenschuhen, die ein Gewicht von ca. 5 Kilo pro Paar haben, ausführen.

Die Hüftmuskeln umgeben das Becken, bewegen den Körper im Becken und heben bzw. senken die Beine zur Seite und nach vorne. Das Hüftgelenk wird von ein- und zweigelenkigen Muskeln umgeben. Eingelenkige Muskeln nennt man die Muskeln, die sich von einem Knochen zum anderen ziehen, dabei ein Gelenk überspringen und nur eine Funktion ausüben. Zweigelenkige Muskeln überspringen zwei Gelenke, können also mehrere Funktionen ausüben.

Für das gerade Anheben des Beines – also das Beugen im Hüftgelenk – zeichnen der Lenden-Darmbeinmuskel (Musculus rectus femoris) – der einen Teil des großen Quadriceps (Oberschenkelmuskel) darstellt – verantwortlich. Um das Bein wieder herunterzudrücken und nach hinten durchzuschwingen, werden der Große Gesäßmuskel (Musculus glutaeus maximus) und der Zweiköpfige Schenkelmuskel (Musculus biceps femoris) benötigt.

Die Muskeln, die das Bein seitwärts anheben, befinden sich auf der Außenseite des Beckens: der mittlere Gesäßmuskel (Musculus glutaeus medius) und der Schenkelbindenspanner (Musculus tensor fasciae latae). Die Muskeln auf der Innenseite des Beckens, der Lange Schenkelanzieher (Musculus adductor longus) und der große Schenkelmuskel (Musculus adductor magnus), werden beansprucht, wenn das seitwärts gehobene Bein wieder zum Körper gezogen wird.

Wir unterteilen die Hüftmuskeln in die Streckmuskeln (die das Bein gerade nach hinten aus dem Hüftgelenk strecken), die Beugemuskeln (die das Bein gerade nach vorne heben und somit im Hüftgelenk beugen), die Abduktoren (die das Bein seitwärts nach oben heben) und die Adduktoren (die das seitwärts gestreckte Bein wieder an den Körper heranführen).

In der Hüftregion findet man häufig Ansammlungen von Fettgewebe oder die sogenannte ›Orangenhaut‹ auf den Oberschenkeln, die sich als äußerst hartnäckig erweisen und sehr schwer zu entfernen sind. Das regelmäßige Training der Hüftmuskulatur hilft nicht nur, das Fettgewebe zu reduzieren und die Haut zu straffen, sondern beeinflußt auch die Beweglichkeit in dieser Region positiv.

Um das Gewebe in dieser Region zu straffen und eventuellen Fettpölsterchen zu Leibe zu rücken, ist nicht das Gewicht der Hanteln entscheidend, sondern die Zahl der Sätze und Wiederholungen. Versuchen Sie am Anfang 1 bis 2 Sätze mit 30–50 Wiederholungen zu machen, und steigern Sie auf 3–4 Sätze mit 40–50 Wiederholungen. Sie sollten die Übung zügig ausführen. Wenn Sie für 20 Auf- und Abwärtsbewegungen ca. 30–40 Sekunden benötigen, haben Sie das richtige Trainingstempo gefunden.

Wenn Sie noch mehr für die Muskulatur der Hüftregion tun wollen, können Sie auf das Training der Hüftmuskulatur im allgemeinen Trainingsteil zurückgreifen. Die dort beschriebenen Übungen steigern die Beweglichkeit im Hüftgelenk enorm und werden Ihnen schnell zu einer schlanken Taille und Hüfte verhelfen.

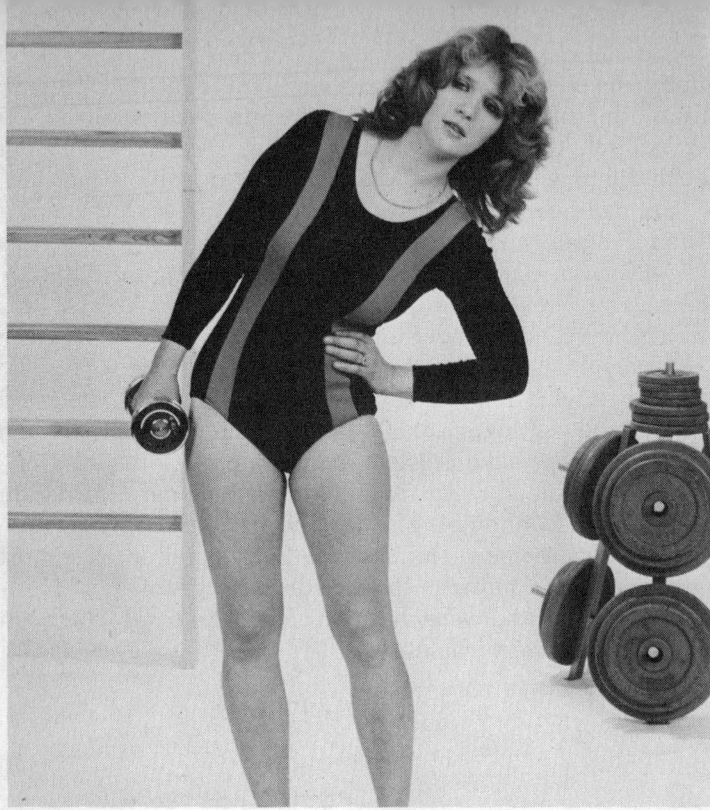

1. Seitbeugen mit einer oder zwei Kurzhanteln

Eine oder zwei Kurzhanteln.

Der äußere Obliquusmuskel.

Stellen Sie sich mit schulterbreit gegrätschten Beinen gerade hin. Die Arme mit den Kurzhanteln lassen Sie gerade am Körper herunterhängen. Beugen Sie den Oberkörper so weit wie möglich zur einen Seite und

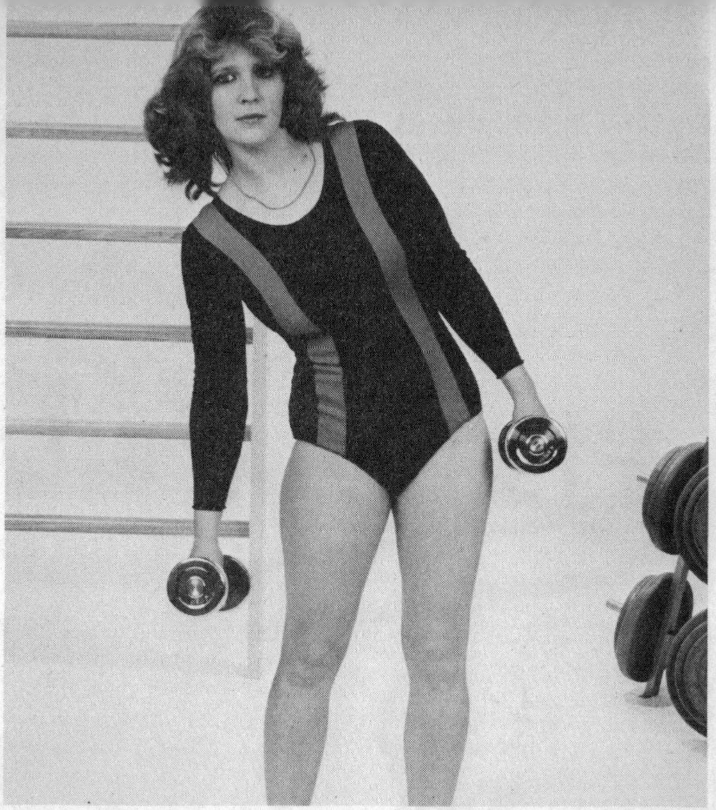

anschließend ohne Pause zur anderen Seite, ebenfalls so weit wie möglich.

Machen Sie am Anfang für jede Seite 1–2 Sätze und ca. 20 Wiederholungen. Steigern Sie auf 4 Sätze mit jeweils 30–40 Wiederholungen pro Seite. Atmen Sie ein, wenn Sie zur einen Seite gehen, und aus, wenn Sie sich zur anderen Seite herunterbeugen.

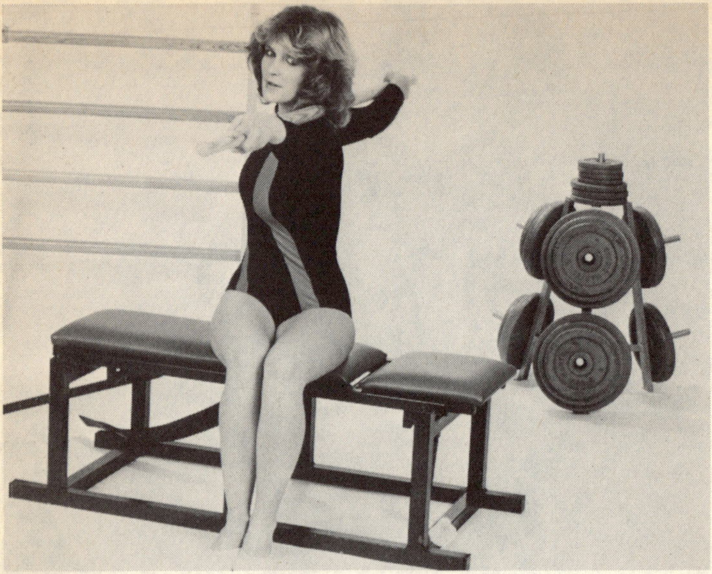

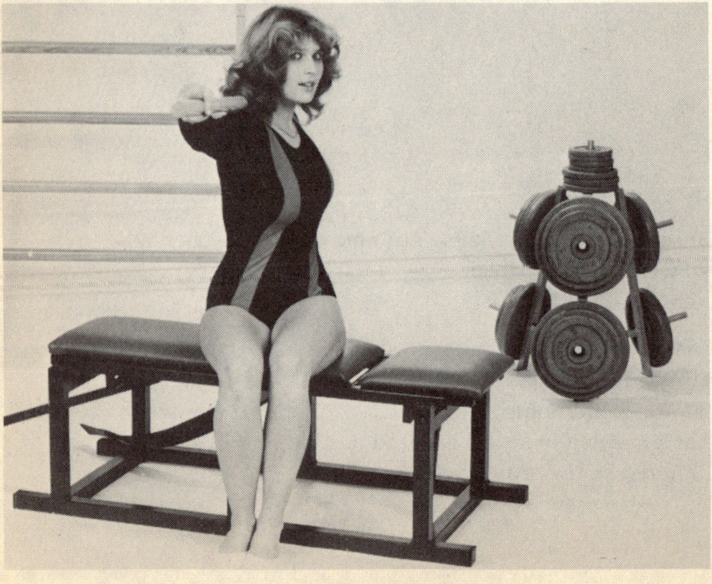

2. *Stockdrehen*

Stock und eine Bank oder ein Hocker.

Der äußere Obliquus und die seitlichen Bauchmuskeln.

Setzen Sie sich auf die Bank. Fassen Sie den Stock mit leicht gewinkelten Armen und halten Sie ihn fest im Nacken. Drehen Sie sich nach jeder Seite. Versuchen Sie die Drehung soweit auszuführen, bis sich der Stock parallel zu Ihren Oberschenkeln befindet.

Bei dieser Übung kommt es auf die Schnelligkeit und die hohe Anzahl der Wiederholungen an. Da Sie sich bei dieser Übung leicht verzählen können, benutzen Sie am besten eine Uhr: Beginnen Sie mit 2–3 Minuten und steigern Sie auf 5–8 Minuten.

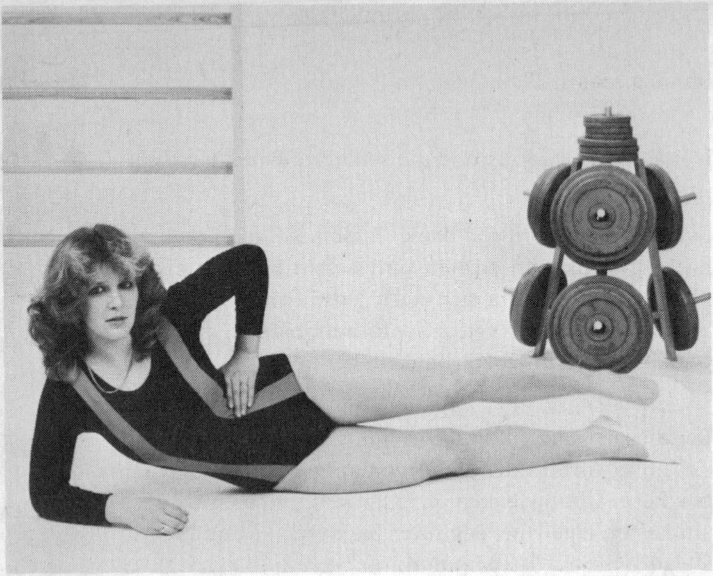

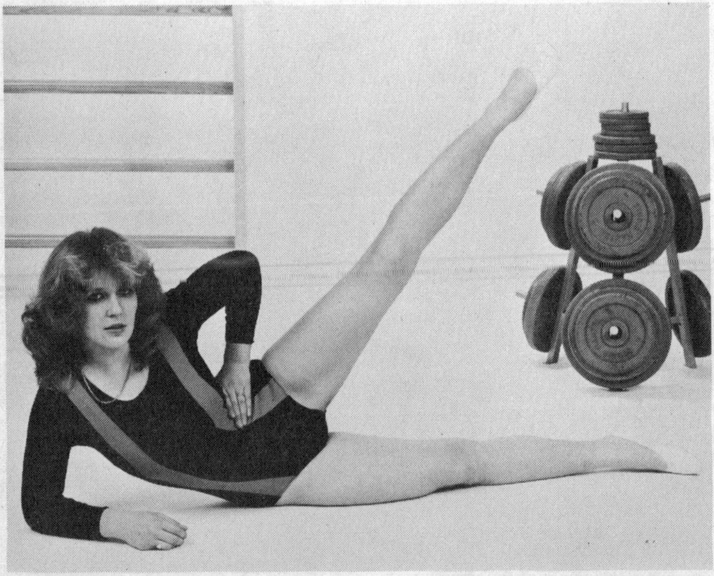

3. *Beinschere liegend*

Keine Hilfsmittel.

Der mittlere Gesäßmuskel und der Schenkelbindenspanner.

Legen Sie sich auf die Seite und winkeln Sie den Oberkörper leicht an, indem Sie sich mit dem Arm abstützen. Den anderen Arm können Sie, wenn er Sie hindert, in die Taille legen. Spreizen Sie das Bein, soweit es Ihr Hüftgelenk zuläßt, vom Körper ab und führen Sie es wieder heran.

Machen Sie 4 Sätze mit 15–30 Wiederholungen für jede Seite. Wechseln Sie die Seiten ohne Pause, auch die Pause zwischen den einzelnen Sätzen können Sie weglassen, da sich immer eine Seite erholen kann, während Sie die andere trainieren.

Die Armmuskulatur besteht aus den Beugemuskeln, den Streckmuskeln und den Muskeln des Unterarmes.

Der Armbeuger (Musculus brachialis) entspringt dem Oberarmknochen und mündet kurz hinter dem Ellenbogengelenk in den Unterarmknochen, so daß er den Unterarm anbeugen kann. Da er nur das Ellenbogengelenk überspringt, gehört er zu den eingelenkigen Muskeln. Der zweiköpfige Armbeuger (Musculus biceps brachii) beginnt über dem Schultergelenk, überspannt das Schulter- und Ellenbogengelenk und mündet in die Speiche des Unterarmes. Dieser Muskel ist für die Drehbewegungen des Unterarmes verantwortlich. Darüber hinaus beugt er den Unterarm im Ellenbogengelenk an und hebt den Arm im Schultergelenk. Der dritte Muskel im Ellenbogengelenk ist der Oberarmspeichenmuskel. Er hat seinen Ursprung am unteren Ende des Oberarmknochens und mündet in der Nähe des Handgelenkes an der Speiche.

Der Armstrecker (Triceps) ist auf der Rückseite des Oberarmes angesiedelt und wichtigster Gegenspieler der Beugemuskeln. Wenn Sie den Arm strecken, können Sie deutlich zwei der drei Köpfe des Triceps unterscheiden: auf der Innenseite des Oberarmes den langen Kopf (Caput longus) und auf der Außenseite den äußeren Kopf (Caput laterale). Neben seiner Streckfunktion im Ellenbogengelenk wird der lange Kopf auch beim Herabziehen des Oberarmes angesprochen, da er seinen Ursprung im Schulterblatt hat und somit zu den zweigelenkigen Muskeln zählt. Der äußere und der innere Kopf (Caput mediale) – den Sie nicht ertasten können – sind eingelenkige Muskeln, die Sie bei jeder Streckbewegung im Ellenbogengelenk trainieren.

Auf der Innenseite des Unterarmes befinden sich der lange radiale Handstrecker (Flexor carpi ulnaris), der die Hand streckt, und der lange Handbeuger (Palmaris longus), der die Hand beugt. Auf der Außenseite des Unterarmes ist noch der Fingerstrecker (Extensor digitorum) zu nennen.

Da es sicherlich nicht in Ihrem Sinne ist, einen möglichst umfangreichen Oberarm zu entwickeln, sollten Sie von den nachfolgenden Übungen maximal 4 Sätze machen. Den ersten Satz führen Sie mit 15 Wiederholungen aus, für die folgenden Sätze sind 12 Wiederholungen ausreichend. Wenn Sie beim Herablassen der Hanteln einatmen und im letzten Drittel der Gegenbewegung ausatmen, haben Sie die richtige Atemtechnik für diese Übung. Wählen Sie das Gewicht der Hanteln so leicht, daß es Ihnen noch die korrekte Ausführung der letzten Wiederholung im letzten Satz ermöglicht.

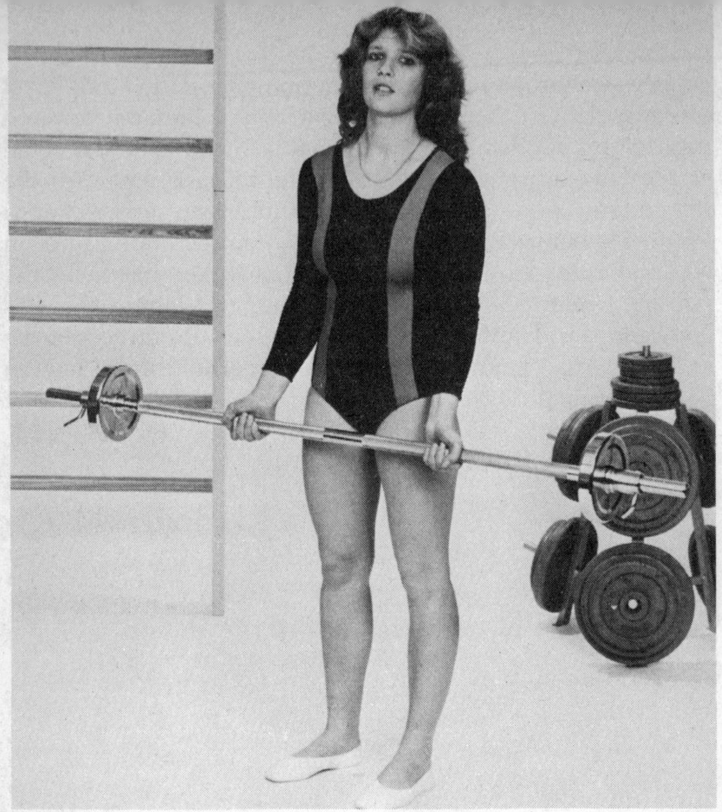

1. Anbeugen mit der Langhantel

Eine Langhantel.

Die Beugemuskulatur der Arme.

Fassen Sie die Hantel im schulterbreiten Untergriff und lassen Sie die Arme gestreckt am Körper herunterhängen, so daß die Langhantelstange fast Ihre Oberschenkel berührt. Beugen Sie die Unterarme an und heben Sie die Hantel bis an die Schultern. Lassen Sie die Hantel langsam in die Ausgangsstellung herab und beugen Sie wieder an.

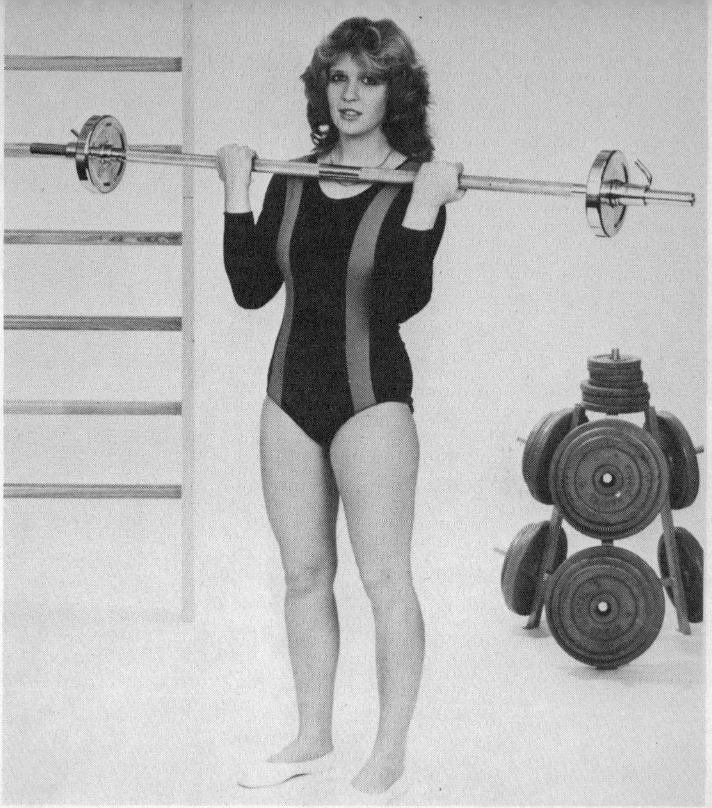

Sie sollten die Oberarme fest und ruhig an den Körperseiten halten und die Hantel nicht mit Schwung nach oben wuchten. Wenn Sie die Hantel nicht ohne Schwung aus dem Ellenbogengelenk anbeugen können, wählen Sie ein leichteres Gewicht.

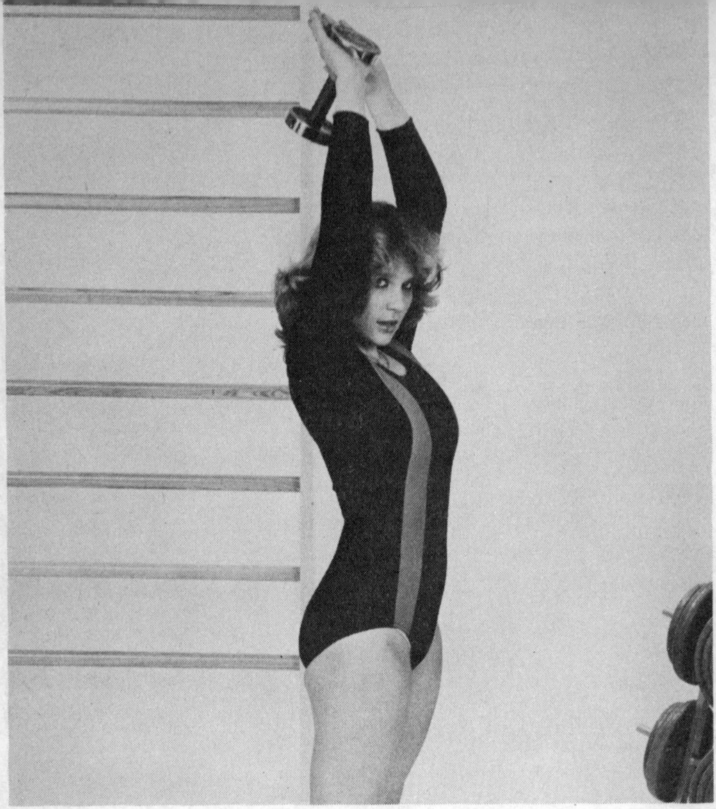

2. *Beidarmiges Drücken der Kurzhantel im Nacken*

Eine Kurzhantel.

Der Armstrecker (Triceps).

Stellen Sie sich gerade hin und halten Sie die Kurzhantel mit gestreckten Armen über dem Kopf. Winkeln Sie die Arme im Ellenbogengelenk an und lassen Sie die Kurzhantel hinter den Kopf herab. Führen Sie anschlie-

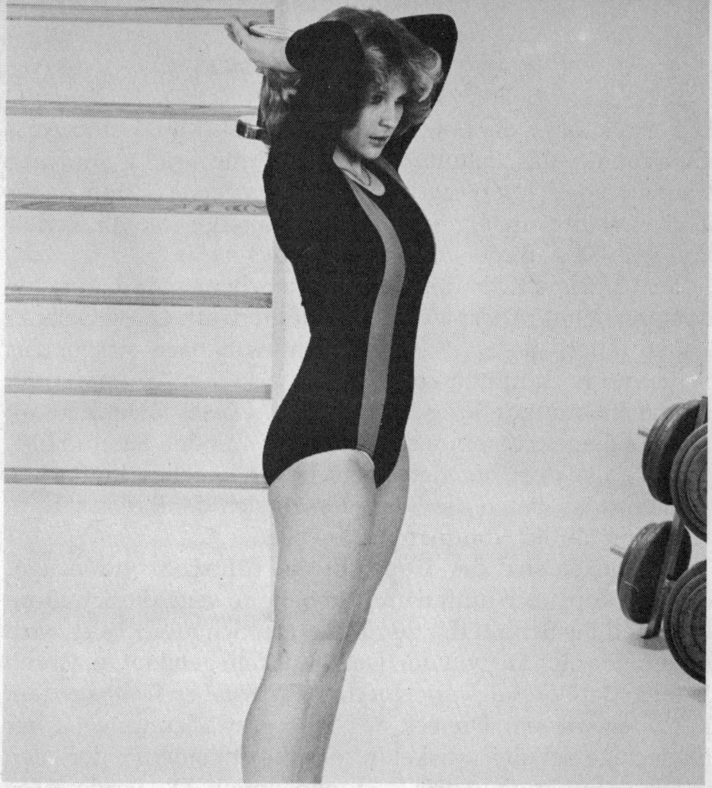

ßend die Hantel gerade nach oben, indem Sie die Arme strecken.

Sie sollten die Oberarme ruhig halten und die Hantel nur mit Hilfe des Armstreckermuskels nach oben führen. Sie können sich auch auf einen Stuhl oder eine Bank setzen, dieses beeinträchtigt die Wirkung der Übung nicht.

Die Muskulatur der Schulterregion hat als Mittel- und Ausgangspunkt das Schulterblatt. Wenn sie kräftig und gut trainiert ist, schützt sie das sehr bewegliche – und daher auch verhältnismäßig instabile – Schultergelenk vor Verletzungen wie z. B. der Auskugelung des Arms.

Der kugelige Kopf des Oberarmknochens mündet in eine entsprechende Aussparung im Schulterblatt. Diese Gelenkkonstruktion gestattet Ihnen, den Arm nach vorne, zur Seite und nach hinten zu bewegen, also den Arm praktisch in alle Richtungen kreisen zu lassen. Dieses Gelenk nennt man Kugelgelenk; ein weiteres Beispiel finden Sie im Hüftgelenk, also dort, wo der Oberschenkelknochen im Becken ›gelagert‹ ist. Auch die Beine lassen sich dank dieser Konstruktion ähnlich den Armen bewegen.

Im Nacken sitzt der Trapezmuskel (Musculus trapezius), der den Kopf nach hinten und zur Seite bewegt, die Schultern hebt und die Schulterblätter dreht. Der Schulterbereich wird in der Hauptsache von den Deltamuskeln gebildet, die ihren Namen der Form des griechischen Buchstaben Delta verdanken, der wie ein Dreieck aussieht. Der wichtigste ist der Dreieckige Schultermuskel (Musculus deltoideus), den man in seiner Funktion in drei Regionen einteilt. Der vordere Teil des Deltamuskels hebt den gestreckten Arm nach vorn in die Waagrechte, der mittlere Teil hebt die Arme seitwärts vom Körper weg und der hintere Teil hilft Ihnen z. B., aus dem Liegestütz den Oberkörper nach oben zu drücken.

Da ein Kugelgelenk aufgrund seiner Konstruktion verhältnismäßig instabil ist, sollten Sie sich vor jeder Übung ausreichend aufwärmen, um Verletzungen zu vermeiden. Wählen Sie zum Aufwärmen ein leichtes Gewicht, erst wenn sie merken, daß der Muskel warm geworden ist, können Sie mit schwereren Gewichten beginnen.

Beginnen Sie Ihr Schultertraining mit einer Übung mit 4 Sätzen. Machen Sie im ersten Satz 15, in den folgenden Sätzen 12 Wiederholungen. Wenn Sie weiter fortgeschritten sind, können Sie 2 oder 3 verschiedene Übungen ausführen. Atmen Sie bei allen Übungen beim Herablassen der Hantel ein und beim Hochdrücken im letzten Drittel der Bewegung aus.

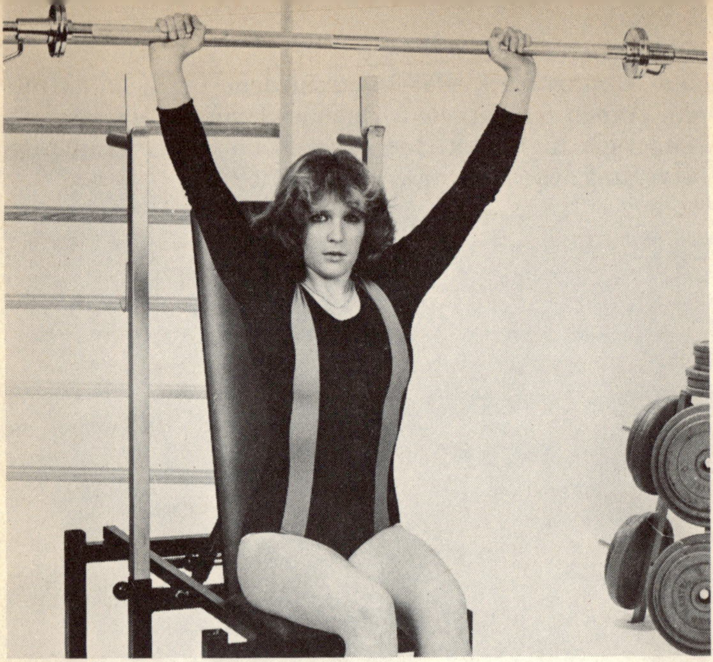

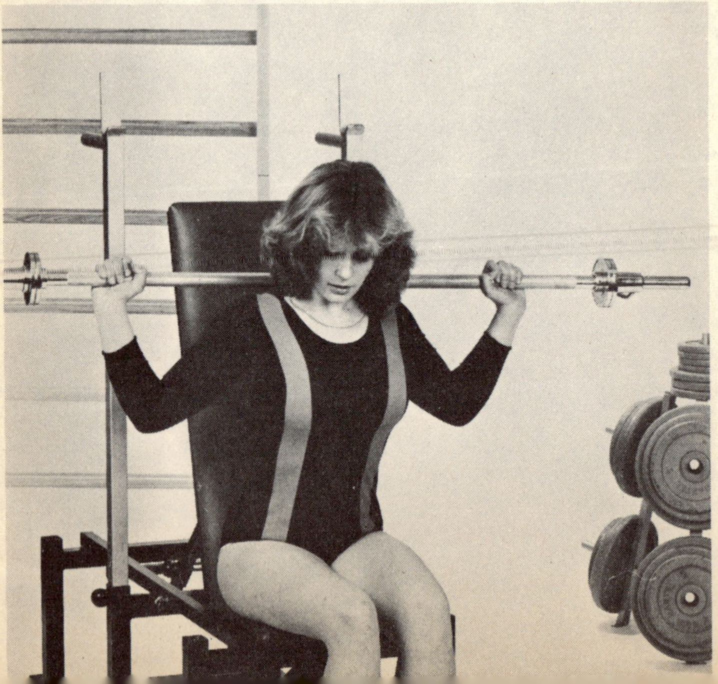

1. Nackendrücken mit der Langhantel hinten

Eine Langhantel und eine Bank, deren Sitzfläche Sie verstellen können.

Der mittlere Teil des Deltamuskels und der Armstrecker.

Stellen Sie die Sitzfläche der Bank auf einen Winkel von 80° und befestigen Sie die Hantelablage in der Mitte. Nehmen Sie die Hantel aus der Ablage und halten Sie sie mit gestreckten Armen über dem Kopf. Lassen Sie die Hantel langsam hinter den Kopf bis fast auf den Nacken herab und drücken Sie sie wieder in die Hochhalte.

Sie sollten diese Übung möglichst im Sitzen auf einer Bank machen, da die verstellbare Rückenlehne Ihnen einen Halt für die Wirbelsäule gibt. Wählen Sie anfangs ein leichtes Gewicht, eventuell sogar eine Hantelstange ohne Scheiben, um sich an die Technik dieser Übung zu gewöhnen. Die Hantel fassen Sie im breiten Obergriff.

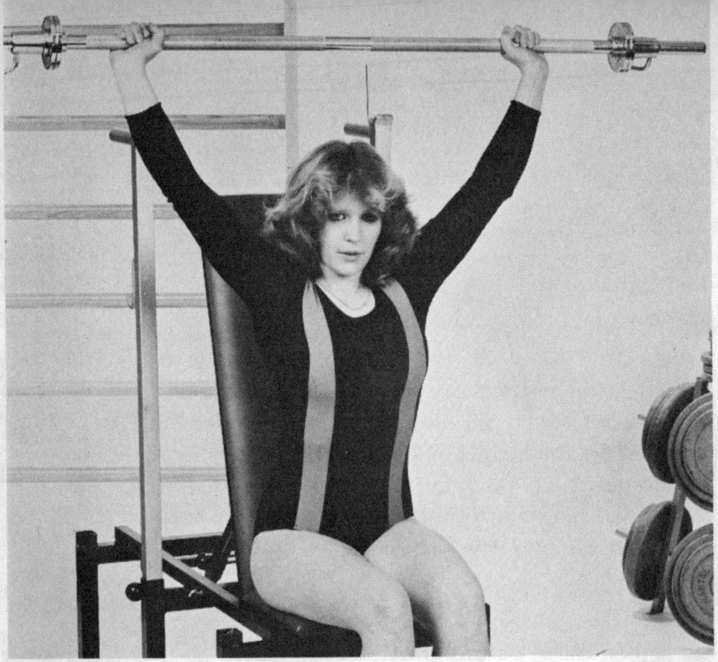

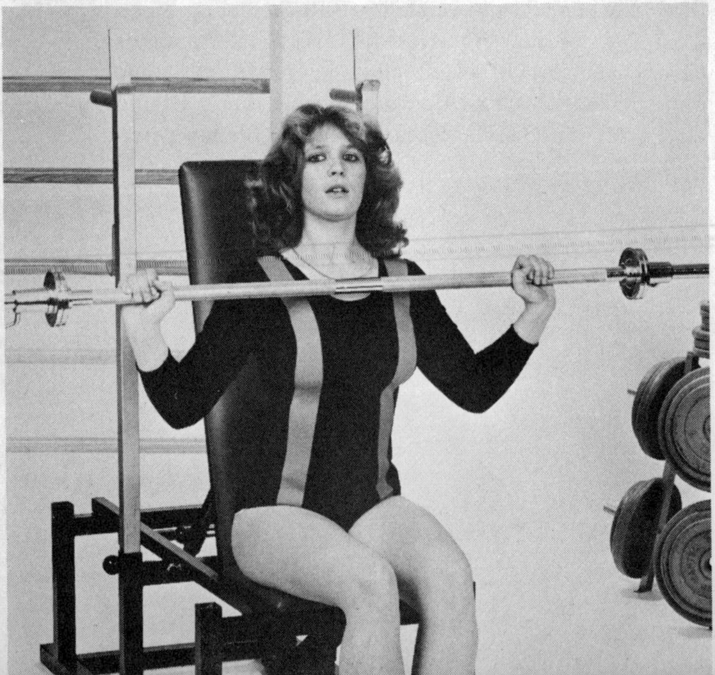

2. Nackendrücken mit der Langhantel vorne

Eine Langhantel und eine Bank mit verstellbarer Sitzfläche.

Der vorderste Teil des Deltamuskels und der Armstrecker.

Die Grundstellung ist die gleiche wie beim Nackendrücken hinten. Aus der Hochhalte lassen Sie die Hantel bei dieser Übung langsam auf die Brust herab und drücken Sie wieder in die Ausgangsstellung.

Wie beim Nackendrücken hinten.

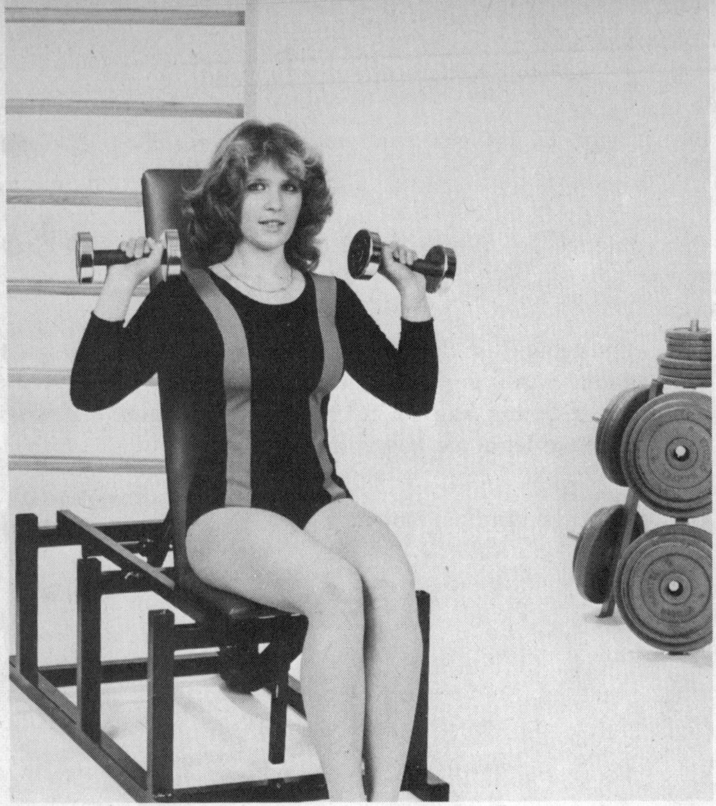

3. *Nackendrücken mit zwei Kurzhanteln*

Eine Bank, deren Sitzfläche Sie verstellen können, und zwei Kurzhanteln.

Die mittlere Region des Deltamuskels und der Armstrecker.

Stellen Sie die Sitzfläche der Bank auf einen Winkel von 80°, so daß Sie eine Stütze für die Wirbelsäule haben. Nehmen Sie eine Kurzhantel in jede Hand und setzen

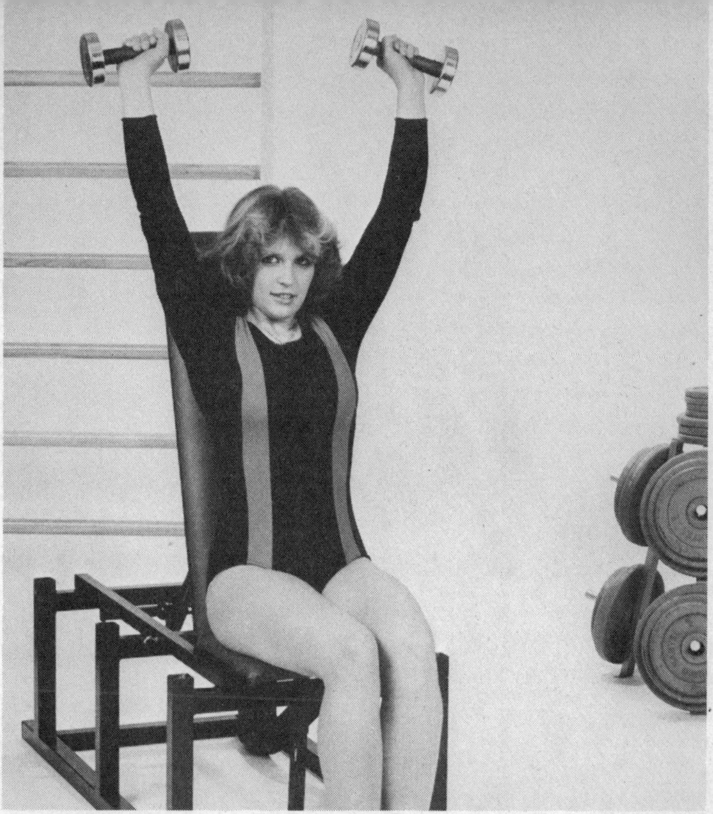

Sie sich auf die Bank. Heben Sie die Hanteln in Kopfhöhe, so daß sie sich parallel zu Ihren angewinkelten Oberarmen befinden. Führen Sie die Hanteln gerade nach oben und lassen Sie sie anschließend langsam bis fast auf die Schultern herab.

Sie können diese Übung vorziehen, wenn Sie über eine Langhantel verfügen oder Sie noch nicht richtig mit der Langhantel umgehen können. Der Trainingseffekt ist fast der gleiche.

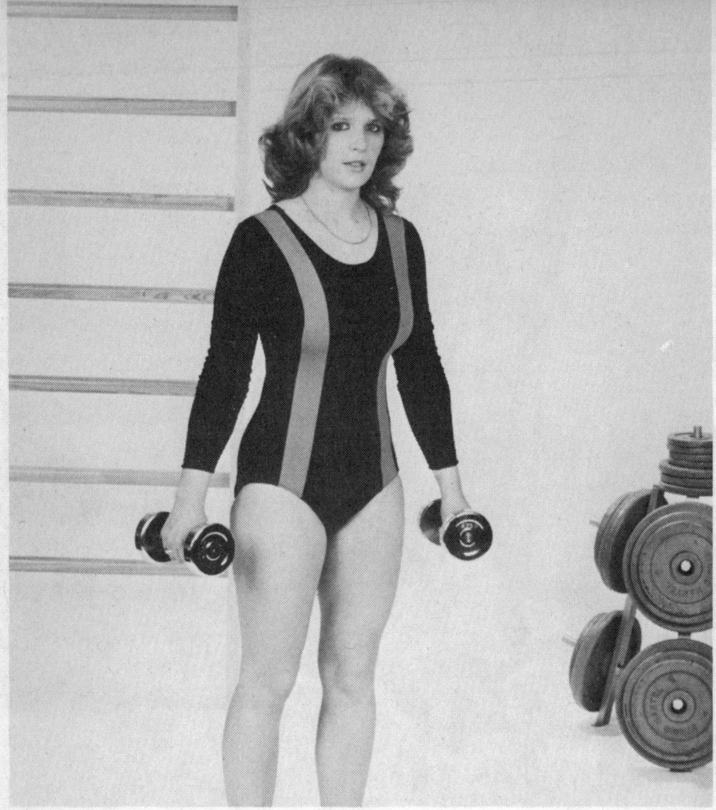

4. Seitheben mit zwei Kurzhanteln

Zwei Kurzhanteln.

Die mittlere Region des Deltamuskels und die übrige Muskulatur des Schultergürtels.

Nehmen Sie die beiden Kurzhanteln in die Hand und stellen Sie sich gerade hin. Die Füße sollten etwa schulterbreit auseinander stehen, die Arme seitwärts am Körper herunterhängen. Aus dieser Position heben Sie

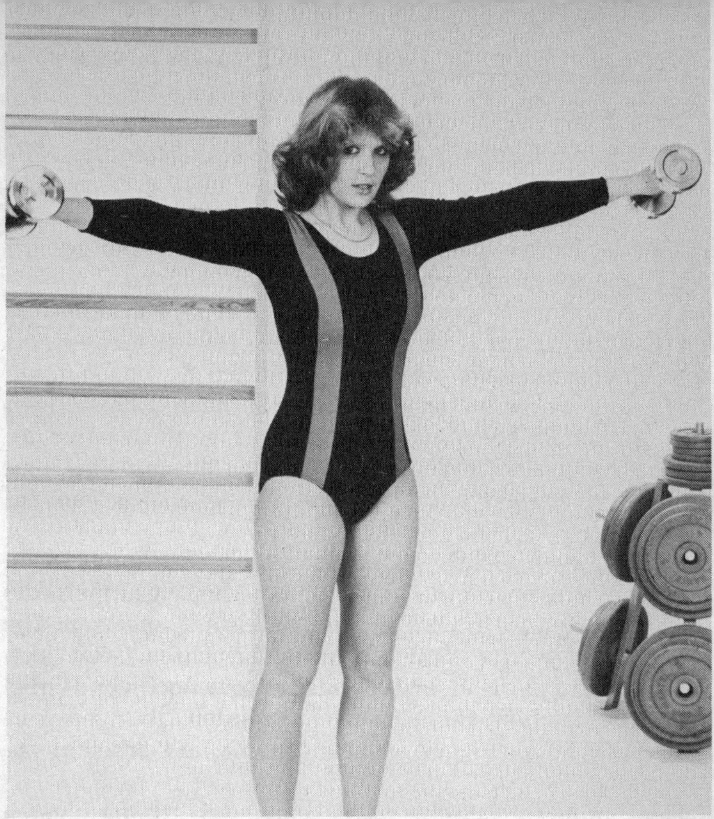

die Hanteln mit gestreckten Armen auf Schulterhöhe und lassen sie wieder herab. Beim Herablassen führen Sie die Hanteln nicht bis an die Oberschenkel heran, sondern fangen sie vorher ab und führen sie wieder seitwärts bis auf Schulterhöhe.

Sie sollten den Oberkörper ruhig halten und die Hanteln nur mit Hilfe des Deltamuskels heben. Wenn Sie die Hanteln nur mit Schwung nach oben bekommen, nehmen Sie ein leichteres Gewicht, da sonst die Wirkung der Übung verfälscht wird.

Die Rückenmuskulatur gehört zu den kräftigsten des Körpers, da sie den Rumpf gegen die Schwerkraft aufrecht halten muß. Darüber hinaus sind die Rückenmuskeln die Gegenspieler der Bauchmuskulatur, indem sie den Oberkörper aus der Vorbeuge aufrichten und nach hinten beugen.

Der flächigste Rückenmuskel ist der Breite Rücken-Muskel (Latissimus dorsi), der vom unteren Teil des Rückens bis zum Oberarmknochen reicht. Er zieht den Arm nach unten und hinten und wird bei allen Ruderübungen, Klimmzügen und ähnlichem Training beansprucht. Eigentlich ist er der Gegenspieler des Großen Brustmuskels (Musculus pectoralis major), arbeitet aber trotzdem häufig mit diesem zusammen.

Unter diesen sichtbaren, großflächigen Rückenmuskeln befinden sich noch eine Vielzahl von Muskelgruppen, die direkt am Brustkorb und an der Wirbelsäule ansetzen. Die Verästelungen der unteren Muskelschichten setzt sich soweit fort, daß die kleinsten Muskeln nur noch von Wirbel zu Wirbel reichen. Bei allen nachfolgenden Übungen werden diese Muskeln gezielt beansprucht und arbeiten zusammen.

Der breite Rückenmuskel ist einer der großflächigsten Muskeln des menschlichen Körpers. Als Gegenspieler der Bauchmuskeln hat er die Aufgabe, den Oberkörper geradezuhalten. Richtig trainiert hat er die Form eines V. Bauen Sie das Latissimustraining immer vor oder nach dem Training der Schultern in Ihr Programm ein, damit der Muskel entsprechend aufgewärmt ist. Ein Latissimustraining ohne vorheriges Aufwärmen kann zu Verletzungen der Wirbelsäule führen. Bei den Ruderübungen sollten Sie die Hanteln keinesfalls mit schnellen, ruckartigen Bewegungen vom Boden heben. Dieses stellt ebenfalls eine große Belastung der Wirbelsäule dar.

Auf die Bedeutung des Rückentrainings kann nicht oft genug hingewiesen werden. Eine gut trainierte Rückenmuskulatur schützt die Wirbelsäule vor Verletzungen und reguliert bzw. behebt Haltungsschäden. Machen Sie von den beschriebenen Übungen bis zu 4 Sätzen mit 10–15 Wiederholungen. Wählen Sie am Anfang ein leichtes Gewicht, um den Körper an dieses Training zu gewöhnen. Atmen Sie ein, wenn Sie sich vorbeugen bzw. mit dem Körper nach unten gehen, und aus im letzten Drittel der Bewegung des Hochgehens.

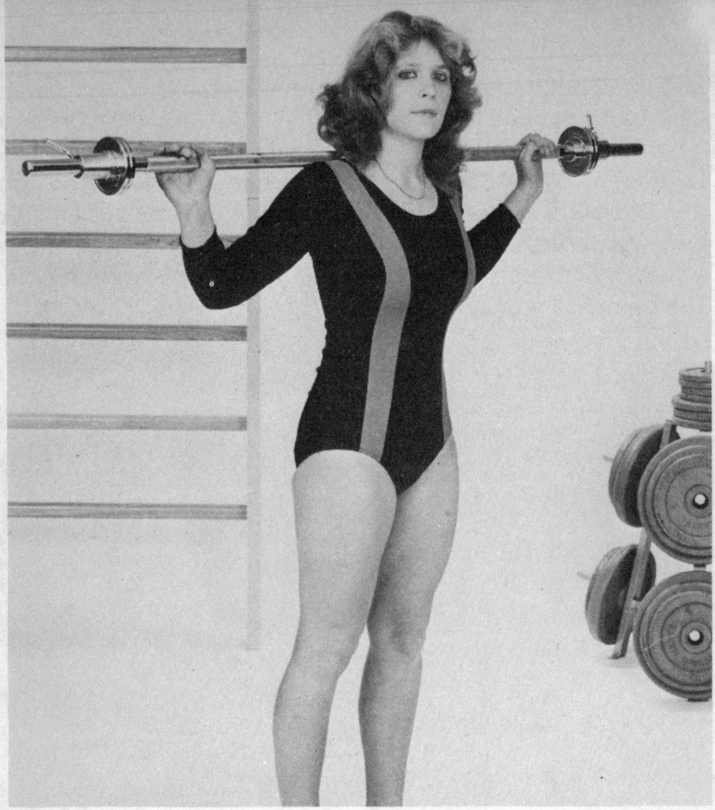

1. *Vorbeugen mit der Langhantel*

Eine Langhantel.

Die untere Rückenmuskulatur.

Stellen Sie sich mit schulterbreit gegrätschten Beinen gerade hin. Halten Sie die Langhantel mit breitem Obergriff fest im Nacken und gehen Sie langsam mit dem Oberkörper in die Vorbeuge. Richten Sie den

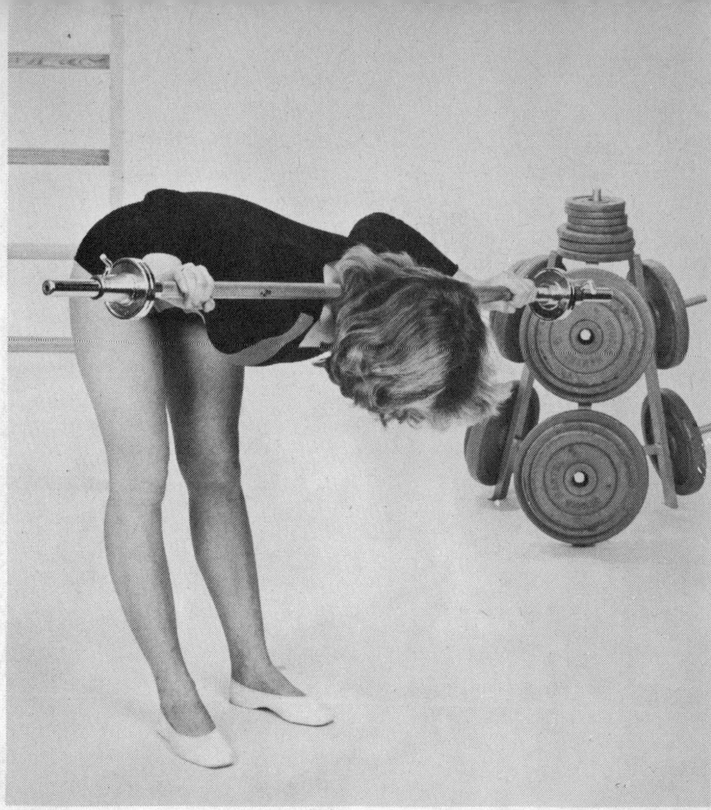

Oberkörper langsam auf und gehen Sie wieder in die Vorbeuge.

Vermeiden Sie schnelle, ruckartige Bewegungen.

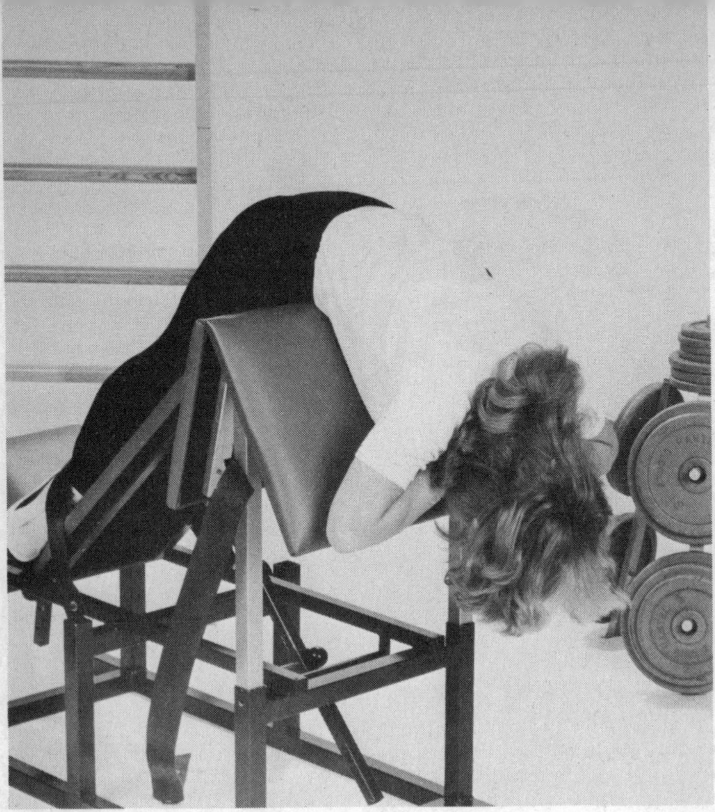

2. *Adlerübung auf der Mehrzweckbank*

Eine Bank mit entsprechender Verstellmöglichkeit.

Die gesamte Rückenmuskulatur.

Stellen Sie die Sitzfläche der Bank so ein, daß sie mit dem oberen Ende des eingesteckten Curlteils abschließt. Stecken Sie die Füße durch die untere Lederschlaufe und legen Sie sich so auf die Bank, daß die Beine in ganzer Länge auf der Rückenfläche der

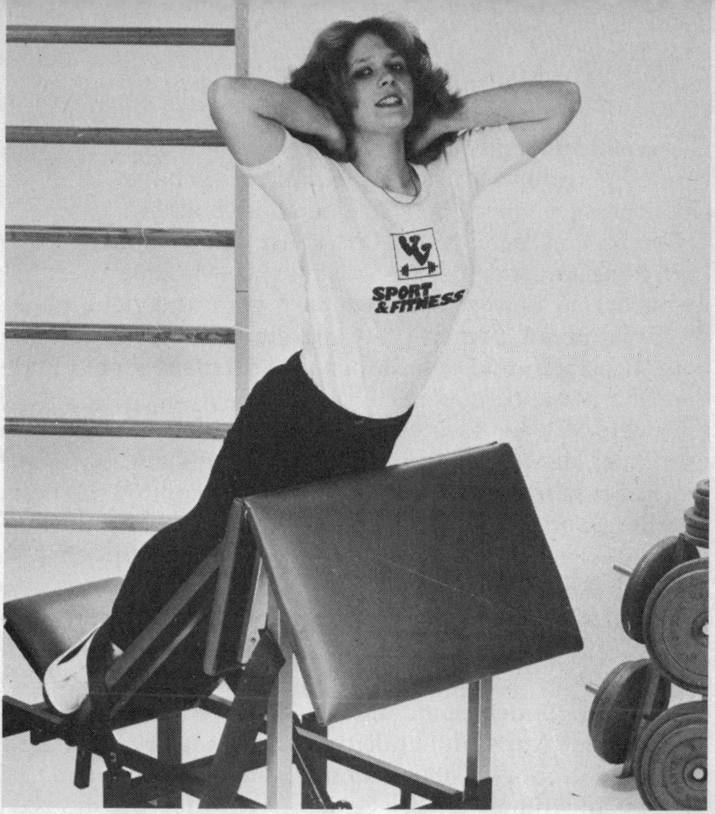

Bank aufliegen, der Oberkörper über das Curlteil herausragt und frei beweglich ist. Verschränken Sie die Hände im Nacken und lassen Sie den Oberkörper langsam nach unten herab. Aus dieser Position richten Sie ihn so weit wie möglich nach hinten auf. Versuchen Sie den Rücken gerade zu machen oder, besser, ihn noch etwas weiter durchzubiegen. Gehen Sie anschließend nach unten und richten Sie sich wieder auf.

Vermeiden Sie schnelle, ruckartige Bewegungen.

Die großflächigen Brustmuskeln geben dem Brustkorb sein rundes gewölbtes Aussehen. Kräftig ausgebildet, sind sie ein sicheres Kennzeichen für einen Bodybuilder.

Der breite, flache Muskel, der fast den gesamten Brustkorb bedeckt, ist der große Brustmuskel (Musculus pectoralis major). Er bewegt den Arm nach vorn und zieht ihn an die Brust heran. Seinen Ursprung nimmt er von Schlüsselbein, Brustbein und den Rippen und setzt am oberen Ende des Oberarmknochens an.

Er verdeckt den kleinen Brustmuskel (Musculus pectoralis minor), der an den Rippen entspringt und am sogenannten Rabenschnabelfortsatz mündet. Dieser unterstützt fast alle Bewegungen des großen Brustmuskels und hilft darüber hinaus bei der Atmung, indem er die Rippen und damit den Brustkorb hebt.

Der große Sägemuskel (Musculus serratus anterior) entspringt mit sägeförmig gezähntem Ansatz an den oberen neun Rippen, umfaßt seitlich den Brustkorb und setzt an der Innenseite des Schulterblattes an. Er wirkt beim Hochstrecken des Armes mit, indem er das Schulterblatt zur Seite zieht und dreht und so das Schultergelenk mit Arm über die Waagrechte hinaus hebt. Genauso wie der Brustmuskel unterstützt er die Atmung.

Die kräftige Ausbildung der Brustmuskulatur unterstützt Sie wirkungsvoll in allen Sportarten, die den Einsatz des Oberkörpers bedingen z. B. Ringen, Tennis, Schwimmen und Turnen. Die Brustmuskulatur wird ebenfalls bei Kampfsportarten wie Judo, Karate, Boxen usw. stark gefordert. Ein entsprechendes Training beugt wirkungsvoll Verletzungen in diesen Sportarten vor.

Wichtig beim Training der Brustmuskulatur ist die richtige Atemtechnik. Falsche Atmung oder Preßatmung kann z. B. beim Bankdrücken zu einem solchen starken Druck auf die Blutgefäße führen, daß diese platzen. Atmen Sie immer beim Herablassen der Hantel ein und beim Drücken der Hantel im letzten Drittel der Bewegung aus. Bei den fliegenden Übungen mit den Kurzhanteln sollten Sie an die ›Instabilität‹ im Schultergelenk denken und diese Übungen anfangs mit leichten Gewichten machen. Erst wenn die Muskulatur des Schultergürtels und der Brust entsprechend trainiert ist, können Sie das Gewicht steigern.

Machen Sie von den nachfolgenden Übungen 4 Sätze und im 1. Satz 15, im 2., 3. und 4. Satz jeweils 12 Wiederholungen. Achten Sie auf die richtige Atemtechnik. Diese Übungen trainieren in hervorragender Weise die Muskulatur der Brust und werden Ihnen zu einem schönen Busen verhelfen.

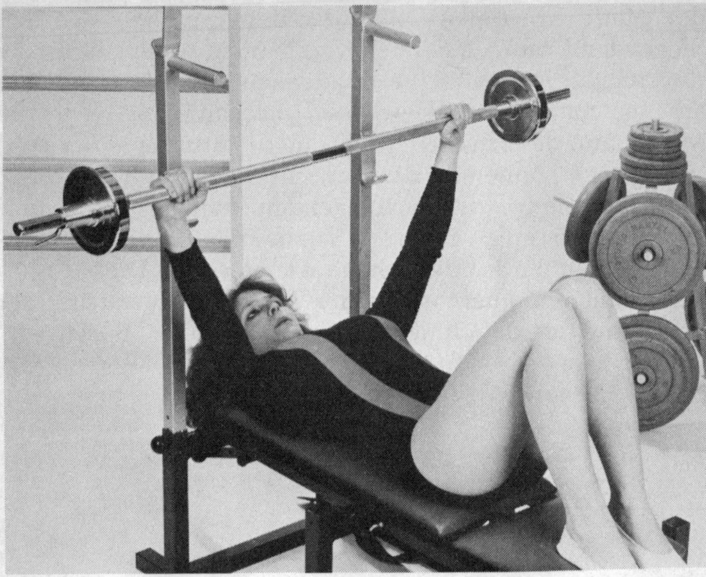

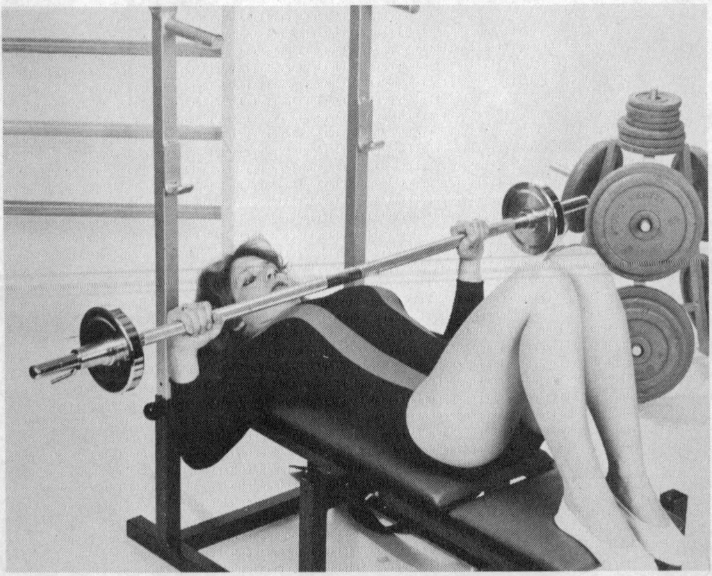

1. Bankdrücken mit der Langhantel

Eine Langhantel und eine Drückerbank.

Der große Brustmuskel, der vordere Deltamuskel und der Armstrecker.

Legen Sie sich mit dem Rücken auf die Bank. Die Hantel sollte sich in bequemer Reichweite in der Hantelablage über Ihrem Kopf befinden. Nehmen Sie die Hantel aus der Ablage und halten Sie sie mit gestreckten Armen über der Brust. Lassen Sie die Hantel langsam auf die Brust herab und drücken Sie sie wieder nach oben.

Die Füße können Sie auf das untere Ende der Bank stellen. Da fast alle Bänke auf eine durchschnittliche Körpergröße von 175 cm ausgelegt sind, sollten Sie diese Haltung einnehmen, wenn Sie kleiner sind und die Übung trotzdem richtig ausführen wollen. Atmen Sie ein, bevor Sie die Hantel aus der Ablage nehmen und in die Hochhalte drücken. Sobald Sie die Hantel oben haben, atmen Sie kräftig aus. Wieder eingeatmet wird, wenn Sie die Hantel auf die Brust herablassen. Kräftig ausatmen sollen Sie im letzten Drittel der Bewegung des Hochdrückens.

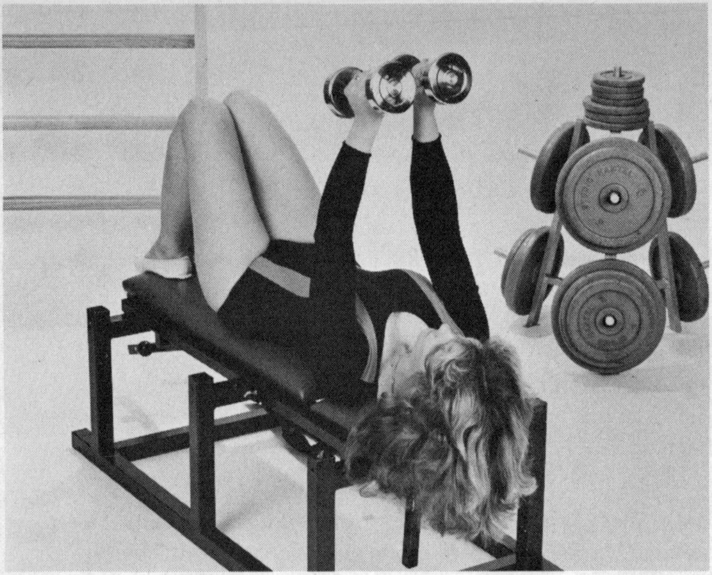

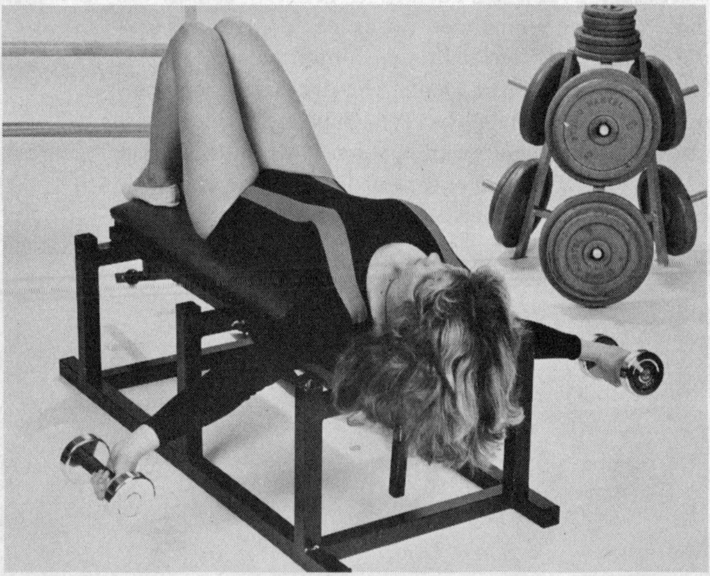

2. *Flieger mit zwei Kurzhanteln*

Zwei Kurzhanteln und eine Flachbank.

Die Brustmuskulatur und der hintere Teil des Deltamuskels.

Legen Sie sich mit dem Rücken auf die Bank und halten Sie die zwei Kurzhanteln mit gestreckten Armen über der Brust, so daß sich die Hantelscheiben fast berühren. Lassen Sie die Hanteln seitwärts mit gestreckten Armen herab und führen Sie sie wieder in die Ausgangsposition.

Nutzen Sie die Beweglichkeit des Schultergelenkes aus und lassen Sie die Hantel so weit wie möglich zur Seite herab. Wenn Ihnen diese Übung am Anfang mit gestreckten Armen zu schwer ist, können Sie die Arme auch mehr oder weniger im Ellenbogengelenk anwinkeln. Achten Sie aber darauf, daß Sie ein leichtes Gewicht benutzen, um Verletzungen im Schultergelenk auszuschließen. Atmen Sie ein, wenn Sie die Hanteln seitwärts herablassen, und aus beim Hochdrücken.

Die Muskulatur der Oberschenkel ist bei den meisten Menschen am stärksten ausgebildet, da sie das eigene Körpergewicht tragen und fortbewegen muß. Sie wird ständig beansprucht und unterliegt somit am wenigsten der Gefahr zu verkümmern.

Von den Hüftmuskeln kommt dem großen Gesäßmuskel (Musculus glutaeus maximus) beim Beintraining eine entscheidende Bedeutung zu. Durch den Zug des großen Gesäßmuskels können wir uns aus der Hocke aufrichten.

Da es sich beim Kniegelenk um ein Scharniergelenk handelt, das nur die Beugung und Streckung des Beines gestattet, können wir die Muskulatur des Kniegelenks im wesentlichen in Beuge- und Streckmuskeln einteilen. Die Muskeln, die den Unter- gegen den Oberschenkel anbeugen, sitzen auf der Rückseite, die Muskeln, die das gebeugte Bein wieder strecken, auf der Vorderseite der Oberschenkel.

Der kräftigste und größte Muskel unseres Körpers ist der vierköpfige Beinstrecker (Musculus quadriceps femoris). Durch seinen ständigen Tonus fixiert er das Kniegelenk und ist somit für den aufrechten Stand des Menschen von großer Bedeutung. Er besteht aus vier Teilen: dem geraden, inneren, mittleren und äußeren Kopf. Beim geraden Teil (Musculus rectus femoris) handelt es sich um einen zweigelenkigen Muskel, da dieser Teil an der Hüfte entspringt; der innere (vastus medialis), mittlere (vastus intermedius) und der äußere Teil (vastus lateralis) nehmen ihren Ursprung am Oberschenkelknochen, sind also eingelenkige Muskeln. Alle vier Köpfe münden oberhalb der Kniescheibe und vereinigen sich in der Kniescheibensehne.

Zu den Beugemuskeln auf der Rückseite des Oberschenkels muß noch ein Teil der Wadenmuskulatur hinzugerechnet werden. Im einzelnen besteht die Beugemuskulatur des Kniegelenkes aus dem zweiköpfigen Schenkelmuskel (Musculus biceps femoris), dem Halbsehnenmuskel (Musculus semitendinosus), dem Plattensehnenmuskel (Musculus semimenbranosus), dem Schneidermuskel (Musculus sartorius) und dem Zwillingswadenmuskel (Musculus gastrocnemius). Diese Muskeln ermöglichen auch bei leicht gebeugtem Bein eine geringe Innen- und Außendrehung des Fußes. Bis auf den kurzen Kopf des zweiköpfigen Schenkelmuskels sind die Beinbeuger zweigelenkige Muskeln. Der lange Kopf des Biceps femoris entspringt am Sitzbein, der kurze Kopf am Oberschenkelknochen. Sie laufen beide zusammen und münden am Wadenbein. Der Halssehnen- und Plattsehnenmuskel entspringen beide dem Sitzbeinknochen. Der längste Muskel unseres Körpers, der Schneidermuskel, entspringt dem inneren Darmbein und zieht sich bis zur Innenseite des Schienbeinknochens. Der Zwillingswadenmuskel entspringt dem Oberschenkelknochen, bildet die Wade und setzt mit einem starken Sehnenstrang, der Achillessehne, am Fersenbein an.

Sein Gegenspieler ist der vordere Schienbeinmuskel (Musculus tibialis anterior), der die Fußspitze hebt. Der Fuß selbst enthält wie die Hand nur wenig Muskelgewebe, er wird in der Hauptsache von Sehnen durchzogen. Nur auf dem Fußrücken und auf der Fußsohle liegen einige kurze, dünne Streck- und Beugemuskeln für die Zehen.

Die nachfolgenden Übungen bilden das Grundprogramm für ein gezieltes und erfolgreiches Beintraining. Machen Sie von jeder Übung 4 Sätze und 15–30 Wiederholungen. Gerade das Beintraining läßt ein gezieltes Vorgehen gegen die „Orangenhaut“ an den Oberschenkeln oder einen dikken Po zu.

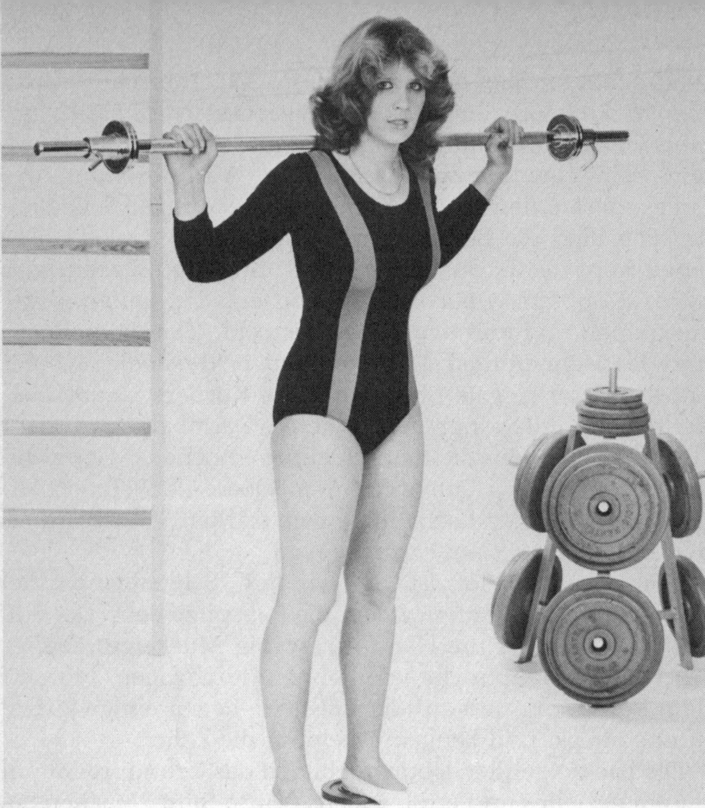

1. Kniebeugen mit der Langhantel

Eine Langhantel.

Der vierköpfige Beinstrecker und der große Gesäßmuskel.

Stellen Sie sich mit schulterbreit gegrätschten Beinen gerade hin. Machen Sie ein leichtes Hohlkreuz, gehen Sie langsam in eine tiefe Hocke und richten Sie sich wieder auf.

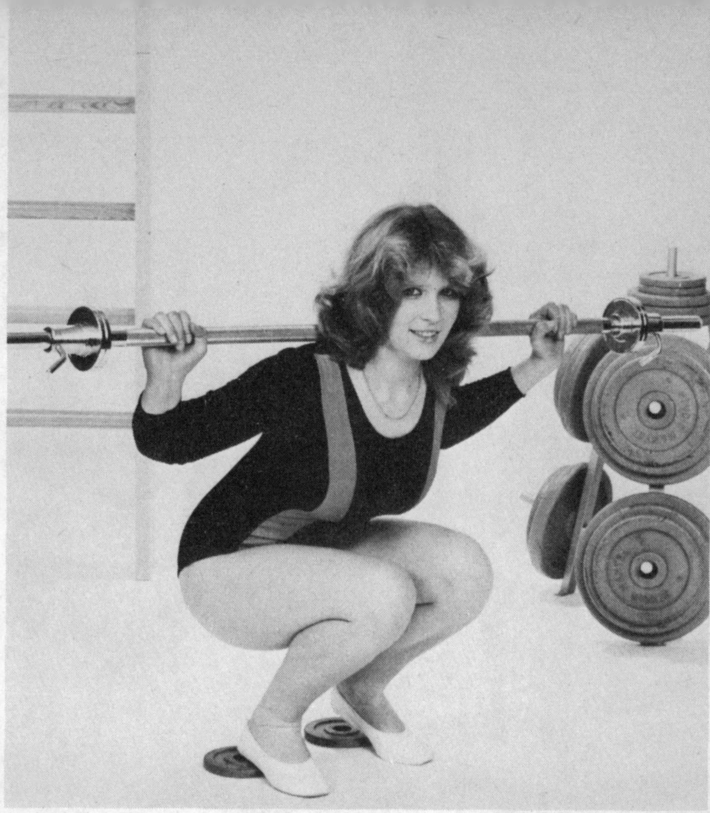

Wenn Sie sich auf zwei kleine Hantelscheiben oder eine 1–2 cm starke Holzlatte stellen, sind Ihre Fersen leicht erhöht und laufen Sie nicht Gefahr, aus der Hocke nach hinten umzufallen. Damit Ihnen die Hantel nicht im Nacken drückt, sollten Sie ein entsprechendes Polster zwischen Hantelstange und Nacken legen. Atmen Sie ein, wenn Sie in die Hocke gehen, und wieder aus, wenn Sie hochkommen. Um eine unnötige Mehrbelastung der Wirbelsäule zu vermeiden, sollten Sie den Rücken gerade halten.

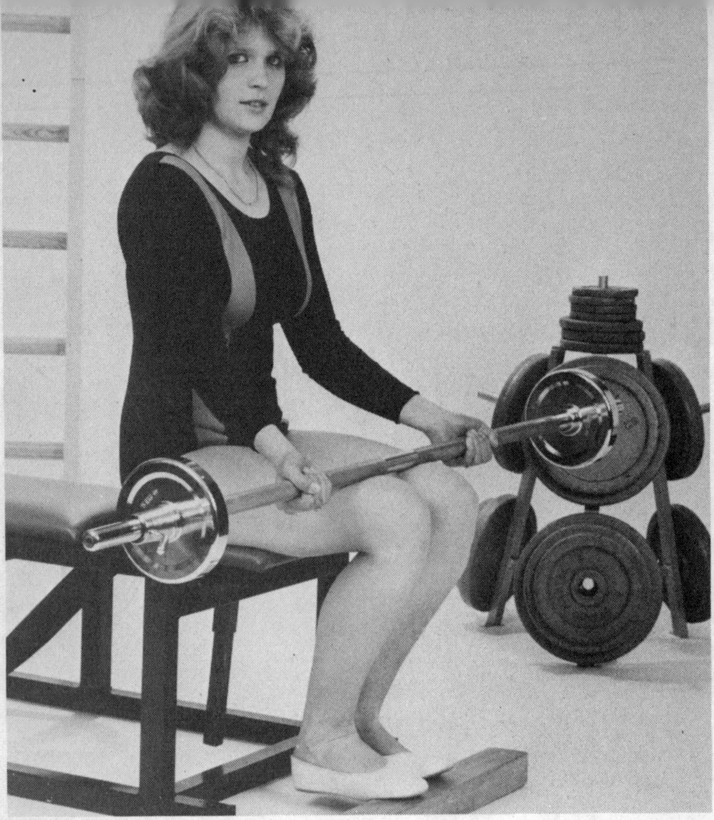

2. *Wadenübung mit der Langhantel*

Eine Langhantel, ein Stuhl oder eine Flachbank.

Der Zwillingswadenmuskel.

Setzen Sie sich auf das Ende der Bank und halten Sie die Langhantel mit beiden Händen auf den Knien. Stellen Sie die Füße mit den Fußballen auf ein Podest und gehen Sie mit beiden Füßen auf die Zehenspitzen.

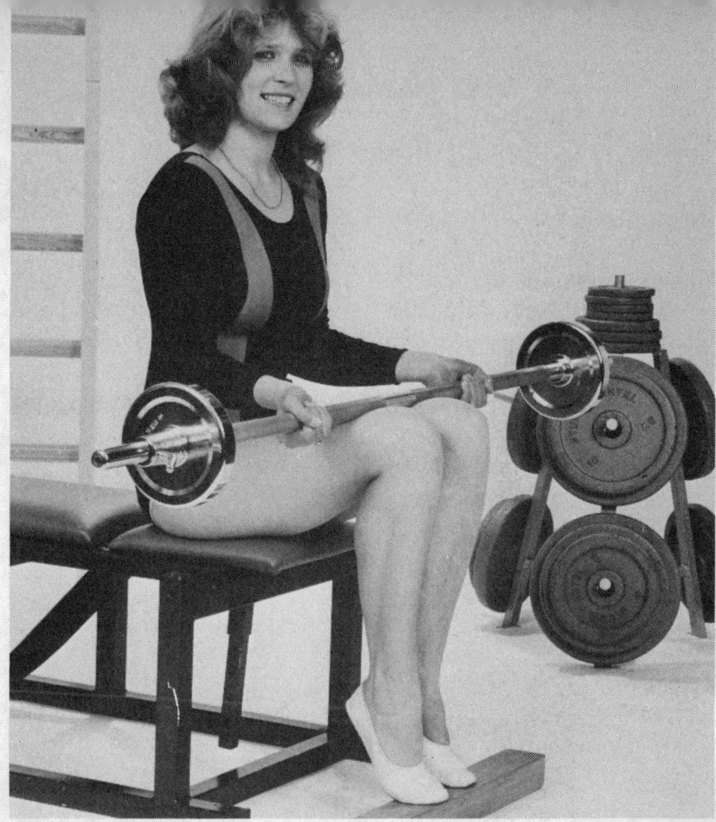

Lassen Sie anschließend die Füße, so weit es das Fußgelenk erlaubt, herab.

Sie können sich diese Übung durch das Unterlegen eines Polsters zwischen Knie und Hantelstange erleichtern. Sie dürfen die Füße gerade, mit den Fußspitzen nach außen oder nach innen auf das Podest stellen.

VII. Trainingspläne

Trainingsplan für Anfänger

5 Minuten Fahrradfahren auf dem Heimtrainer

1. Brustmuskeln
   1.1 Bankdrücken mit der Langhantel (S. 171)

2. Triceps – Armstrecker
   2.1 Beidarmiges Drücken mit der Kurzhantel im Nacken (S. 125)

3. Biceps – Oberarmbeuger
   3.1 Langhantelcurl im Stehen (S. 110)

4. Latissimus – Breiter Rückenmuskel
   4.1 Vorgebeugtes Rudern mit der Langhantel (S. 157)

5. Schultermuskeln
   5.1 Nackendrücken mit der Langhantel (hinten) (S. 139)

6. Beine – Oberschenkel
   6.1 Kniebeuge mit der Langhantel (S. 188)

7. Bauchmuskeln
   7.1 Aufsetzen (Sit-ups) (S. 89)
   7.2 Beinheben (S. 97)

Machen Sie von den Übungen 1–6 jeweils 5 Sätze mit folgender Wiederholungszahl:

1. Satz 12 Wiederholungen
2. Satz 10 Wiederholungen
3. Satz 10 Wiederholungen
4. Satz 8 Wiederholungen
5. Satz 8 Wiederholungen

Von den beiden Bauchmuskel-Übungen machen Sie ebenfalls 5 Sätze mit 12–30 Wiederholungen. Zwischen den einzelnen Sätzen sollten Sie ca. 1 Minute Pause einlegen, zwischen den Muskelgruppen ca. 5 Minuten. Sie können diesen Trainingsplan nach einigen Wochen erweitern, indem Sie jeweils 1 oder 2 Übungen für jede Muskelgruppe ins Trainingsprogramm aufnehmen.

Trainingsplan für Fortgeschrittene (Split-Programm)

Nach dem folgenden Trainingsplan sollten Sie vorgehen, wenn Sie an 3 oder 4 Trainingstagen in der Woche trainieren. Machen Sie an jedem Trainingstag 3–4 verschiedene Übungen aus dem Bauchprogramm.

1. Tag: Brust / Triceps / Schultern

1. Brust
   1.1 Bankdrücken mit der Langhantel (S. 171)
   1.2 Flieger (S. 177)
   1.3 Schrägbankdrücken mit der Langhantel (S. 175)
   1.4 Überzüge mit der Kurzhantel (S. 181)
   1.5 Dips (S. 183)

2. Triceps
   2.1 Tricepsübung mit der SZ-Stange (S. 129)
   2.2 Tricepsübung mit der Kurzhantel einarmig hinter dem Kopf (S. 123)
   2.3 Tricepsübung mit der Kurzhantel in der Vorbeuge (S. 127)
   2.4 Beidarmiges Drücken mit der Kurzhantel hinter dem Kopf (S. 125)

3. Schultern
   3.1 Nackendrücken mit der Langhantel vorne (S. 141)
   3.2 Nackendrücken mit der Langhantel hinten (S. 139)
   3.3 Seitheben mit zwei Kurzhanteln (S. 145)
   3.4 Frontheben mit zwei Kurzhanteln (S. 149)

3.5 Beidarmiges Schwingen mit 2 Kurzhanteln in der Vorbeuge (S. 147)

4. Unterarm
   4.1 Unterarmübung mit der Langhantel (S. 135)
   4.2 Anbeugen mit der SZ-Stange (Obergriff) (S. 132)

5. Bauch und Taille
   5.1 Sit-ups (S. 91)
   5.2 Beinheben (S. 97)
   5.3 Seitbeugen (S. 102)
   5.4 Beinanziehen auf der Bank (S. 95)

2. *Tag: Biceps / Latissimus / Beine*

1. Biceps
   1.1 Langhantelcurl mit der Langhantel (S. 110)
   1.2 Armcurl mit 2 Kurzhanteln (S. 112 + 117)
   1.3 Konzentrationscurl mit der Kurzhantel (S. 115)
   1.4 Scott-Curl (S. 120)
   1.5. Curl mit der SZ-Stange (S. 118)

2. Latissimus
   2.1 Rudern in der Vorbeuge mit der Langhantel (S. 157)
   2.2 Vorbeugen mit der Langhantel (S. 165)
   2.3 Klimmzüge breit und eng (S. 161)
   2.4 Rudern mit 1 Kurzhantel in der Vorbeuge (S. 159)

3. Beine – Oberschenkel
   3.1 Kniebeuge mit der Langhantel (S. 188)
   3.2 Anbeugen der Unterschenkel mit 1 Kurzhantel (S. 191)

4. Waden
   4.1 Wadenübung mit der Langhantel (S. 193)
   4.2 Wadenübung auf einem Bein stehend (S. 194)

5. Bauch und Taille
   5.1 Sit-ups als Partnerübung (S. 89)
   5.2 Sit-ups auf der Trainingsbank (S. 91)
   5.3 Beinheben (S. 97)
   5.4 Stockdrehen (S. 106)
   5.5 Seitbeugen mit 1 Kurzhantel (S. 104)

Pausieren Sie so kurz wie möglich (ca. ½ bis 1 Minute). Denken Sie daran, sich vor dem Training immer gründlich aufzuwärmen.

Trainingsplan für Frauen

1. Aufwärmen
   1.1 5 Minuten Fahrradfahren auf dem Heimtrainer (S. 197)

2. Brust
   2.1 Bankdrücken mit der Langhantel (S. 241)

3. Triceps-Oberarmstrecker
   3.1 Beidarmiges Drücken mit der Kurzhantel im Nacken (S. 228)

4. Rückenmuskeln
   4.1 Vorbeugen mit der Langhantel (S. 234)

5. Beine – Oberschenkel
   5.1 Kniebeuge mit der Langhantel (S. 246)

6. Biceps – Oberarmbeuger
   6.1 Armcurl mit der Langhantel (S. 219)

7. Schultern
   7.1 Nackendrücken mit der Langhantel (S. 225)

8. Bauch und Taille

8.1 Sit-ups Füße unter 2 Kurzhanteln (S. 203)
8.2 Beinheben (S. 207)
8.3 Seitbeugen mit 1 oder 2 Kurzhanteln (S. 210)
8.4 Beinschere liegend (S. 215)

Machen Sie von den Übungen 1–8 jeweils 4 Sätze mit folgender Wiederholungszahl: 1. Satz 15 Wiederholungen
2. Satz 12 Wiederholungen
3. Satz 12 Wiederholungen
4. Satz 12 Wiederholungen

Von den Übungen für den Bauch und die Taille machen Sie auch 4 Sätze, jedoch mit jeweils 15–30 Wiederholungen. Bei den Übungen Beinschere und Seitbeugen gelten die 15–30 Wiederholungen jeweils pro Seite.

Wenn Sie sich mit diesem Übungsprogramm vertraut gemacht haben und im Training fortgeschritten sind, können Sie das Trainigsprogramm erweitern, indem Sie 1 oder 2 Übungen pro Muskelgruppe mehr machen. Zwischen den einzelnen Sätzen sollten Sie ca. 1 Minute Pause einlegen, zwischen den Muskelgruppen ca. 5 Minuten.

VIII. Literaturverzeichnis

Adam, K. Werschoshanskij J. V.:
Modernes Krafttraining im Sport
Berlin 1972

Faller A.:
Der Körper des Menschen
Stuttgart 1980

Garbe, Dr. G.:
Fit durch Bodybuilding
Bergisch-Gladbach, 1978

Harre, D. und Autorenkollektiv:
Trainingslehre
Berlin-DDR, 1975

Kahle, W./Leonhardt, H. / Platzer, W.:
dtv-Atlas zur Anatomie Bd. 1
Stuttgart/München 1979

Letzeler, M.:
Trainingsgrundlagen
Hamburg 1978

Pearl, B.:
Wege zum idealen Körper
München 1980

Strezeletz, J.:
Aus Liebe zum Eisen
Düsseldorf 1982

Strezeletz, J.:
Bodybuilding – Körperfitness
Düsseldorf 1979

Strezeletz, J.:
Richtig trainieren
Düsseldorf 1980

Wirths, Prof. Dr. W.:
Kleine Nährwert-Tabelle
Frankfurt 1981